T0194087

ifaa-Edition

Weitere Bände in dieser Reihe
http://www.springer.com/series/13343

Die ifaa-Taschenbuchreihe behandelt Themen der Arbeitswissenschaft und Betriebsorganisation mit hoher Aktualität und betrieblicher Relevanz. Sie präsentiert praxisgerechte Handlungshilfen, Tools sowie richtungsweisende Studien, gerade auch für kleine und mittelständische Unternehmen. Die ifaa-Bücher richten sich an Fach- und Führungskräfte in Unternehmen, Arbeitgeberverbände der Metall- und Elektroindustrie und Wissenschaftler.

Institut für angewandte Arbeitswissenschaft e. V. (ifaa)
Hrsg.

KPB – Kompaktverfahren Psychische Belastung

Werkzeug zur Durchführung der Gefährdungsbeurteilung

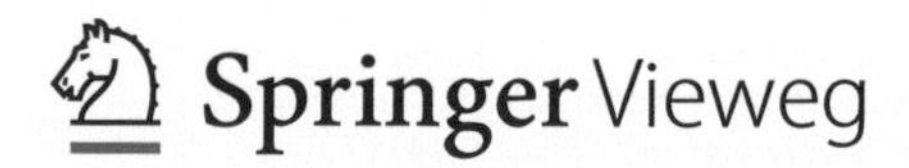

Herausgeber
Institut für angewandte Arbeitswissenschaft e. V. (ifaa)
Düsseldorf
Deutschland

ISSN 2364-6896 ISSN 2364-690X (electronic)
ifaa-Edition
ISBN 978-3-662-54897-4 ISBN 978-3-662-54898-1 (eBook)
https://doi.org/10.1007/978-3-662-54898-1

Die Deutsche Nationalbibliothek verzeichnet diese Publikation in der Deutschen Nationalbibliografie; detaillierte bibliografische Daten sind im Internet über http://dnb.d-nb.de abrufbar.

Springer Vieweg

Gedruckt auf säurefreiem und chlorfrei gebleichtem Papier

Springer Vieweg ist Teil von Springer Nature
Die eingetragene Gesellschaft ist Springer-Verlag GmbH Deutschland
Die Anschrift der Gesellschaft ist: Heidelberger Platz 3, 14197 Berlin, Germany

Vorwort

Schon frühzeitig haben das Institut für angewandte Arbeitswissenschaft und die Arbeitgeberverbände der Metall- und Elektroindustrie erkannt, dass die deutschen Unternehmen aller Branchen und Größen ein praxisnahes und orientierendes Instrument zur Ermittlung der arbeitsbezogenen psychischen Belastung benötigen. Nach gründlicher Entwicklungsarbeit von Wissenschaftlern des ifaa, Verbandsingenieuren und betrieblichen Experten ist das Kurzverfahren Psychische Belastung (KPB) im Jahre 2006 in der ersten Fassung entstanden.

Seither setzen zahlreiche Unternehmen das KPB erfolgreich zur Erfassung und Bewertung psychischer Belastung bei der Arbeit ein. Warum? Weil es ein Instrument darstellt, das den gestellten Anforderungen der gesetzlich geforderten Gefährdungsbeurteilung mit überschaubarem Aufwand gerecht wird und von eingewiesenen Mitarbeitern zielführend angewendet werden kann.

Seit der Erstentwicklung vor über 10 Jahren wandelte und bereicherte sich der Stand der Forschung, die arbeitspolitische Debatte und die gesellschaftliche Einstellung zum Thema psychische Belastung und Gesundheit immens. Zu nennen sind beispielsweise:

- Schwerpunktfokus der Gemeinsamen Deutschen Arbeitsschutzstrategie (GDA)
- Präzisierung der Arbeitsschutzgesetzgebung hinsichtlich der psychischen Belastung
- Verständigung von Arbeitgebern (BDA), Gewerkschaft (DGB) und Politik (BMAS)
- umfassendes Projektsetting und Erkenntnisgewinn der Bundesanstalt für Arbeitsschutz und Arbeitsmedizin (BAuA)

Konsequenterweise wurde von den Autoren dieser Publikation das KPB weiterentwickelt und modernisiert. Wichtige Grundsätze und Belastungsfaktoren, wie sie in der Gemeinsamen Deutschen Arbeitsschutzstrategie formuliert sind, werden nun berücksichtigt. Hochgeschätzte Anregungen aus Unternehmen und der Sozialpartner gehen in das KPB ein.

Mit der Neufassung des KPB erhalten die Unternehmen ein wertvolles Werkzeug zur Durchführung der gesetzlich vorgeschriebenen Gefährdungsbeurteilung.

Viel Erfolg bei der Durchführung
der Maßnahmen,

Prof. Dr.-Ing. Sascha Stowasser
Direktor des Instituts für angewandte
Arbeitswissenschaft e. V.

Inhaltsverzeichnis

Einleitung

1

Stephan Sandrock und Catharina Stahn

Das Kompaktverfahren Psychische Belastung (KPB) wurde vom Institut für angewandte Arbeitswissenschaft e.V. (ifaa) entwickelt und orientiert sich u. a. an den Vorgaben der DIN EN ISO 10075. Es baut auch auf anderen Verfahrensvorschlägen, z. B. der Berufsgenossenschaften, bzw. am Vorgehen der Gemeinsamen Deutschen Arbeitsschutzstrategie (GDA) auf. Bei dem Verfahren handelt es sich um eine Weiterentwicklung des Kurzverfahren Psychische Belastung (KPB), welches 2014 in der letzten Auflage erschienen ist (ifaa 2014). Aufgrund von Entwicklungen im Bereich der Arbeitsschutzpolitik war eine Anpassung bzw. Modifikation des Verfahrens erforderlich (vgl. Sandrock 2017).

1.1 Psychische Belastung und Gefährdungsbeurteilung

Im Rahmen seiner Fürsorgepflicht hat der Arbeitgeber[1] verschiedene Aufgaben im Arbeits- und Gesundheitsschutz wahrzunehmen. Als zentrales Element des Arbeits- und Gesundheitsschutzes hat der Arbeitgeber eine Beurteilung der Arbeit hinsichtlich möglicher Gefährdungen für die Arbeitnehmer durchzuführen. Die in § 5 des Arbeitsschutzgesetzes (ArbSchG) vorgeschriebene Gefährdungsbeurteilung zählt seit Oktober 2013 zu den auf die Beschäftigten einwirkenden Gefährdungen auch sogenannte psychische Belastungen bei der Arbeit. Es handelt sich letztlich um eine Klarstellung, denn auch die bislang in der Aufzählung des Absatzes 3 § 5 ArbSchG enthaltenen Aspekte, wie die Gestaltung von Arbeits- und Fertigungsverfahren, Arbeitsabläufen und Arbeitszeit sowie deren Zusammenwirken oder auch die Auswirkungen von der Gestaltung von Arbeitsmitteln, wie zum Beispiel der Hard- oder Software bei Bürotätigkeiten, wirken psychisch auf die Beschäftigten ein.

Der Zusatz „bei der Arbeit" verdeutlicht aber, dass der Arbeitgeber nicht alle Lebensumstände, die beispielsweise auch das Privatleben betreffen, zu beurteilen hat, sondern ausschließlich diejenigen Aspekte, die erfassbar sind, und die während der Arbeit auf die Beschäftigten einwirken können.

In der Folge werden und wurden weitere im Arbeitsschutz relevante Verordnungen entsprechend erweitert, z. B. die Betriebssicherheitsverordnung. Grundsätzlich ist das Thema nicht neu: Bereits 1996 hat der Gesetzgeber in § 3 der Verordnung über Sicherheit und Gesundheitsschutz bei der Arbeit an Bildschirmgeräten (BildscharbV) verordnet, dass „der Arbeitgeber bei Bildschirmarbeitsplätzen die Sicherheits- und Gesundheitsbedingungen insbesondere hinsichtlich einer möglichen Gefährdung des Sehvermögens sowie körperlicher Probleme und psychischer Belastungen zu ermitteln und zu beurteilen" hat.

Praktisch bedeutet dies, dass im Rahmen der Gefährdungsbeurteilung neben den üblichen Feldern (z. B. Gefahrstoffe, Lärm, Klima, körperliche Belastung) auch Faktoren zu beurteilen sind, die überwiegend psychisch auf die Beschäftigten einwirken.

[1] Aus Gründen der besseren Lesbarkeit wird im Text die männliche Form gewählt. Die Angaben beziehen sich jedoch auf Angehörige beider Geschlechter, sofern nicht ausdrücklich auf ein Geschlecht Bezug genommen wird.

S. Sandrock (✉) · C. Stahn
Institut für angewandte Arbeitswissenschaft e. V.
Düsseldorf, Deutschland
e-mail: s.sandrock@ifaa-mail.de; c.stahn@ifaa-mail.de

Institut für angewandte Arbeitswissenschaft e. V. (ifaa) (Hrsg.), *KPB – Kompaktverfahren Psychische Belastung*, ifaa-Edition,
https://doi.org/10.1007/978-3-662-54898-1_1

Grundsätzlich sind mit allen Arbeitstätigkeiten sowohl körperliche als auch geistige Belastungsanteile verbunden. Im Gegensatz zum umgangssprachlichen Verständnis ist Belastung aus arbeitswissenschaftlicher Sicht nicht negativ sondern neutral zu werten.

Die auf den Menschen einwirkende psychische Belastung führt zu einer Anhebung oder einer Verminderung der psychischen Beanspruchung. Das bedeutet, dass eine Verarbeitung der von außen kommenden Einflüsse kognitiv oder emotional erfolgt. Beim Menschen, der auf psychische Reize angewiesen ist, können die psychische Belastung und Beanspruchung in Abhängigkeit von ihrer Ausprägung sowohl zu positiven als auch zu beeinträchtigenden Folgen, d. h. zu erwünschten und unerwünschten Beanspruchungsfolgen führen, die in DIN EN ISO 10075 Teil 1 und DIN SPEC 33418 beschrieben werden.

Im Rahmen einer Gefährdungsbeurteilung sind diejenigen Effekte einer psychischen Belastung von Interesse, die beeinträchtigende Beanspruchungsfolgen – und damit eine mögliche Gefährdung der Gesundheit – hervorrufen können (Beck et al. 2014).

Wichtig für die Arbeitsplatzgestaltung ist, dass Belastung und daraus resultierende Beanspruchung, die der Mensch aus der Arbeit erfährt, ausgewogen sind. Beispielsweise soll es nicht zu einer ständigen Über- oder Unterforderung kommen. Es ist nicht auszuschließen, dass ein ungünstiges Verhältnis von Belastung und Beanspruchung in Abhängigkeit von ihrer Ausprägung langfristig auch zu krankheitsbedingten Ausfällen führen kann. Häufig werden diese allerdings anderen Ursachen zugeschrieben.

Der Arbeitgeber sollte daher Beschwerden und Hinweise der Beschäftigten ernst nehmen, insbesondere dann, wenn sie in einem Bereich vermehrt geäußert werden. Mögliche Hinweise auf ein ungünstiges Verhältnis von Belastung und Beanspruchung können z. B. dann vorliegen, wenn erhöhte Fehlzeiten, Fluktuationen, Qualitätsmängel oder gar Produktivitätsverluste auftreten. Spätestens, wenn derartige Anzeichen vorliegen, ist der Zeitpunkt zum Handeln des Arbeitgebers gekommen. Grundsätzlich aber hat die Beurteilung schon vor der Aufnahme einer Tätigkeit stattzufinden.

Als mögliche „Stellschrauben", mit denen der Arbeitgeber in der Lage ist, die Ausprägung psychischer Arbeitsbelastung zu beeinflussen, sind z. B. neben den Arbeitsinhalten, Arbeitsmengen, zeitlichen Handlungsspielräumen und Qualifikationen der Mitarbeiter auch das Betriebsklima und eindeutige Führungsstrukturen zu nennen.

Eine ergonomisch günstige bzw. beanspruchungsoptimal gestaltete Arbeitsaufgabe und -umgebung führen dazu, dass der Beschäftigte seine Arbeit als anregend erlebt, seine Fähigkeiten optimal einsetzen kann und durch die Technik effektiv unterstützt wird.

1.2 Methodik des KPB

Das KPB ist ein gestuft aufgebautes Verfahren, mit dessen Hilfe betriebliche Experten eine Beurteilung der an den Arbeitsplätzen vorliegenden psychischen Belastung vornehmen können.

Das Verfahren stellt eine bedingungsbezogene Belastungsbeurteilung dar, mit der ein betrieblicher Untersucher bzw. ein Untersucherteam die Arbeitsbedingungen bezüglich psychischer Belastung anhand eines Kriterienkataloges, der sich an Kriterien der GDA orientiert, beurteilen kann. Die im Verfahren verwendete Terminologie basiert auf gesicherten arbeitswissenschaftlichen Erkenntnissen, u. a. Normen, Konzepten der Bundesanstalt für Arbeitsschutz und Arbeitsmedizin, Ergebnissen aus Hochschulen sowie Praxiserfahrungen. Das KPB betrachtet die psychische Belastung, die je nach Ausprägung, zu ungünstigen Folgen wie psychischer Ermüdung, Monotonie, psychischer Sättigung und Stress führen kann.

Eine Bewertung des Beanspruchungserlebens einzelner Mitarbeiter ist mit diesem Verfahren nicht möglich und auch nicht gewollt, da entsprechend § 5 ArbSchG die Tätigkeit beurteilt werden soll und nicht die Person. Ziel des Verfahrens ist es daher, individuumsübergreifende Ursachen zu beschreiben und Ergebnisse personenunabhängig zu werten, wodurch Merkmale der Arbeitsbedingungen, und nicht Eigenschaften bzw. Bewältigungsstrategien der Mitarbeiter, beurteilt werden.

Bei der Ausgestaltung des Verfahrens wurden die Bedürfnisse der Zielgruppe, d. h. Betriebspraktiker, berücksichtigt. Diese sollen mit dem KPB in die Lage versetzt werden, psychische Belastung objektiv zu beurteilen.

Entsprechend wurden die einzelnen Kriterienlisten des KPB so gestaltet, dass sie mit Verfahren vergleichbar sind, wie sie im Arbeitsschutz von betrieblichen Praktikern häufig eingesetzt werden.

Bevor das KPB im Rahmen einer Gefährdungsbeurteilung eingesetzt wird, ist es notwendig, sich im Vorfeld mit dem Aufbau des Verfahrens und dem fachlichen Hintergrund zu beschäftigen.

2 Fachlicher Hintergrund

Stephan Sandrock und Catharina Stahn

Im Folgenden werden das Belastungs-Beanspruchungs-Konzept sowie die in ISO 10075 verwendeten Konzepte der psychischen Belastung, Beanspruchung und Beanspruchungsfolgen beschrieben.

2.1 Das Belastungs-Beanspruchungs-Konzept

Das Belastungs-Beanspruchungs-Konzept ist ein formales Konzept und damit speziell für die Beschreibung der Ursache- und Wirkungszusammenhänge beim Menschen geeignet. Unter dem Begriff der Belastung werden all jene Einflusse verstanden, die von **außen** auf den Menschen einwirken. Die Reaktionen, z. B. die Erhöhung der Pulsfrequenz bei körperlicher Arbeit, werden als Beanspruchung bezeichnet. Dieses Ursache-Wirkungs-Konzept wurde von technisch/naturwissenschaftlich geprägten Arbeitswissenschaftlern entwickelt (z. B. Rohmert 1984). Der Begriff Belastung verfügt im Sprachgebrauch zumeist über eine negative Konnotation. Dies sorgt als Differenzierungskriterium für den beschriebenen arbeitswissenschaftlichen Sachzusammenhang häufig für einige Unklarheiten. Das Belastungs-Beanspruchungs-Konzept wurde primär für den Bereich körperlicher Arbeit beschrieben, ist aber auch auf den Bereich psychischer Belastung anwendbar. Es hat seine Nützlichkeit im betrieblichen Alltag erwiesen und Eingang in die nationale und internationale Normung und Tarifverträge der Bundesrepublik Deutschland gefunden. So sind sich beispielsweise die Tarifvertragsparteien einig, dass es bei dem Thema Belastung um (Arbeits-)Bedingungen geht, die entsprechend zu gestalten sind. Ein Beispiel kann das Belastungs-Beanspruchungs-Konzept verdeutlichen:

Der manuelle Transport einer Last stellt eine Belastung dar, die bei den arbeitenden Menschen, die diesen Transport durchführen, zu einer körperlichen Reaktion führt: der Beanspruchung. Die ausgelösten körperlichen Veränderungen sind z. B. eine Steigerung der Herzrate, eine Anhebung der Atemfrequenz, eine Steigerung des Kalorienumsatzes usw. Diese körperlichen Reaktionen auf die Belastung bezeichnet die Arbeitswissenschaft als Beanspruchung. Dabei ist allerdings wichtig zu verdeutlichen, dass die Belastung für zwei Personen zwar gleich hoch, aber die Beanspruchung, also die individuelle Anstrengung zur Bewältigung der Anforderung, unterschiedlich sein kann, da beide Personen über unterschiedliche Leistungsvoraussetzungen, in diesem Fall Körperkräfte, verfügen.

Um eine Belastung zu messen, werden folgende Parameter benötigt: die Belastungshöhe (z. B. das Gewicht der Last oder die Länge des Transportweges) sowie die Belastungsart und -dauer. Die Feststellung der Beanspruchung ist in der Regel komplizierter und kann z. B. auf drei Ebenen messtechnisch dargestellt werden:

- Auf der physiologischen Ebene werden Veränderungen der Aktivitätsparameter (z. B. Pulsfrequenz, EMG) erhoben.
- Auf der Leistungsebene können Veränderungen des Tätigkeitsvollzugs beobachtet werden (z. B. Leistungsmenge, Fehleranteil).
- Auf der subjektiven Ebene werden Veränderungen des subjektiven Befindens und Erlebens ermittelt (z. B. Anregung, Monotonie, Sättigung, Ermüdung).

S. Sandrock (✉) · C. Stahn
Institut für angewandte Arbeitswissenschaft e. V.
Düsseldorf, Deutschland
e-mail: s.sandrock@ifaa-mail.de; c.stahn@ifaa-mail.de

Institut für angewandte Arbeitswissenschaft e. V. (ifaa) (Hrsg.), *KPB – Kompaktverfahren Psychische Belastung*, ifaa-Edition,
https://doi.org/10.1007/978-3-662-54898-1_2

Die Bewertung der Beanspruchung hängt aber nicht allein von der Belastung ab. Die individuellen Eigenschaften des arbeitenden Menschen haben ebenfalls einen großen Einfluss: das Tragen einer Last wird z. B. bei einer trainierten, körperlich leistungsfähigen Person zu einer geringeren Beanspruchung führen als bei einer untrainierten Person. In gleicher Weise können Geschlecht, Gesundheitszustand, momentane Befindlichkeit und weitere Einflussfaktoren das Verhältnis von Belastung und Beanspruchung beeinflussen. Aufgrund des Zusammenhangs zwischen Belastung und Beanspruchung können Arbeitstätigkeiten bewertet werden (Hacker 1986; Rohmert und Rutenfranz 1975). Allgemein anerkannt sind die hierarchischen Bewertungsebenen:

- Ausführbarkeit,
- Erträglichkeit/Schädigungslosigkeit,
- Zumutbarkeit/Beeinträchtigungsfreiheit sowie
- Zufriedenheit/Persönlichkeitsförderlichkeit.

Die Ausführbarkeit ist dann gewährleistet, wenn die Person die Leistung mit ihren körperlichen Fähigkeiten und Fertigkeiten erbringen kann. Eine Tätigkeit kann als erträglich bezeichnet werden, wenn mit ihrer Ausübung auch auf lange Zeit keine Gesundheitsschäden verbunden sind. Ausführbarkeit und Erträglichkeit sind grundlegende arbeitsmedizinische und ergonomische Voraussetzungen, die mit entsprechenden Messungen überprüft werden können. Die Aspekte der Zumutbarkeit und Zufriedenheit sind dagegen eher dem sozialwissenschaftlichen Bereich zuzuordnen. Eine Tätigkeit ist dann zumutbar, wenn die Ausübung die Befindlichkeit der Person nicht beeinträchtigt. Der Aspekt der Zufriedenheit ist dann erfüllt, wenn die Tätigkeitsgestaltung den Bedürfnissen und Fähigkeiten der Person so gerecht wird, dass die Person eine auf sie passende, optimale Beanspruchung erlebt, die z. B. zusätzliche Lernpotenziale beinhaltet. Die Sichtweise, Belastung bzw. Anforderungen als Einwirkungsgrößen und Beanspruchung als Auswirkungen zu definieren, hat sich auch für den Bereich der psychischen Belastung durchgesetzt.

2.2 Normung im Bereich psychischer Belastung und Beanspruchung

Ein fundierter und praktikabler Arbeits- und Gesundheitsschutz muss auf gesicherten arbeitswissenschaftlichen Erkenntnissen aufbauen. Deshalb hat die Normung auf diesem Gebiet eine große Bedeutung, da hier die notwendigen Grundlagen dargestellt sind. Auch der Umgang mit psychischer Belastung auf betrieblicher Ebene sollte sich an den normativen Grundlagen orientieren. Psychische Belastung wird durch die Arbeitsumgebung bestimmt, weshalb Arbeitsaufgabe, Arbeitsmittel, physische Arbeitsumgebung und soziale Arbeitsumgebung die Faktoren sind, die maßgeblichen Einfluss auf die psychische Belastung ausüben, vgl. Abb. 2.1.

Jede Arbeitstätigkeit ist in der Regel psychisch belastend. Dies ist nicht negativ zu werten, denn die psychische Belastung ist normativ die Gesamtheit der erfassbaren Einflüsse, die von außen auf den Menschen zukommen und psychisch auf ihn einwirken (vgl. DIN EN ISO 10075-1). Setzt sich ein Mitarbeiter mit den Anforderungen der Arbeitsaufgabe auseinander, wird eine psychische Beanspruchung ausgelöst. Diese Reaktion ist – neben der Art, Dauer und Höhe der vorausgegangenen Belastung – zusätzlich abhängig von Merkmalen der jeweiligen Person, der Qualifikation und der momentanen Leistungsfähigkeit. Entsprechend DIN EN ISO 10075-1 wird psychische Beanspruchung als individuelle, zeitlich unmittelbare und nicht langfristige Auswirkung der psychischen Belastung auf den Menschen in Abhängigkeit von seinen jeweiligen überdauernden und augenblicklichen Voraussetzungen, einschließlich der individuellen Bewältigungsstrategien, verstanden.

Die Reaktion auf Belastung kann von Mensch zu Mensch sehr unterschiedlich sein. Werden z. B. zur Erhebung der psychischen Belastung Fragebögen eingesetzt, wird letztlich immer eine vom Menschen interpretierte Belastung erfasst, die mit den tatsächlich vorhandenen Bedingungen nicht übereinstimmen muss. Vermutlich fließen in die Ergebnisse derartiger Befragungen auch Aspekte der Beanspruchung oder gar Beanspruchungsreaktionen ein. Ob die Ursache für das Ergebnis die Arbeitsbelastung ist oder individuelle Eigenschaften und die subjektive Meinung des Befragten, bleibt daher meist offen. Daher sind diese Informationen zur Arbeitsgestaltung bzw. zur Ableitung von Gestaltungsmaßnahmen in der Regel nur begrenzt nutzbar (vgl. dazu auch Nachreiner 2008; Sandrock und Stowasser 2014).

Die Beanspruchung kann zu fördernden oder beeinträchtigenden Folgen führen, wobei es im Bereich des gesetzlichen Arbeits- und Gesundheitsschutzes zunächst um die Vermeidung von beeinträchtigenden Folgen geht.

Arbeitsgestalterische Maßnahmen im Unternehmen sollten in erster Linie an der Belastungsseite ansetzen und nicht am Mitarbeiter, da Dauer und Intensität der psychischen Belastung in jedem Fall unabhängig vom Mitarbeiter sind.

Dazu ist – wie auch im technischen Arbeitsschutz – das STOPV-Prinzip anzuwenden.

- „S" wie Substitution (Ersatz, Auswechslung)
- „T" wie technische Maßnahmen
- „O" wie organisatorische Maßnahmen
- „P" wie personenbezogene Schutzmaßnahmen
- „V" wie verhaltensbezogene Sicherheitsmaßnahmen

Auch für die Beurteilung der psychischen Belastung im Rahmen der Gefährdungsbeurteilung hat dies Folgen: Nicht die Beanspruchung, also die Reaktion des Mitarbeiters, ist

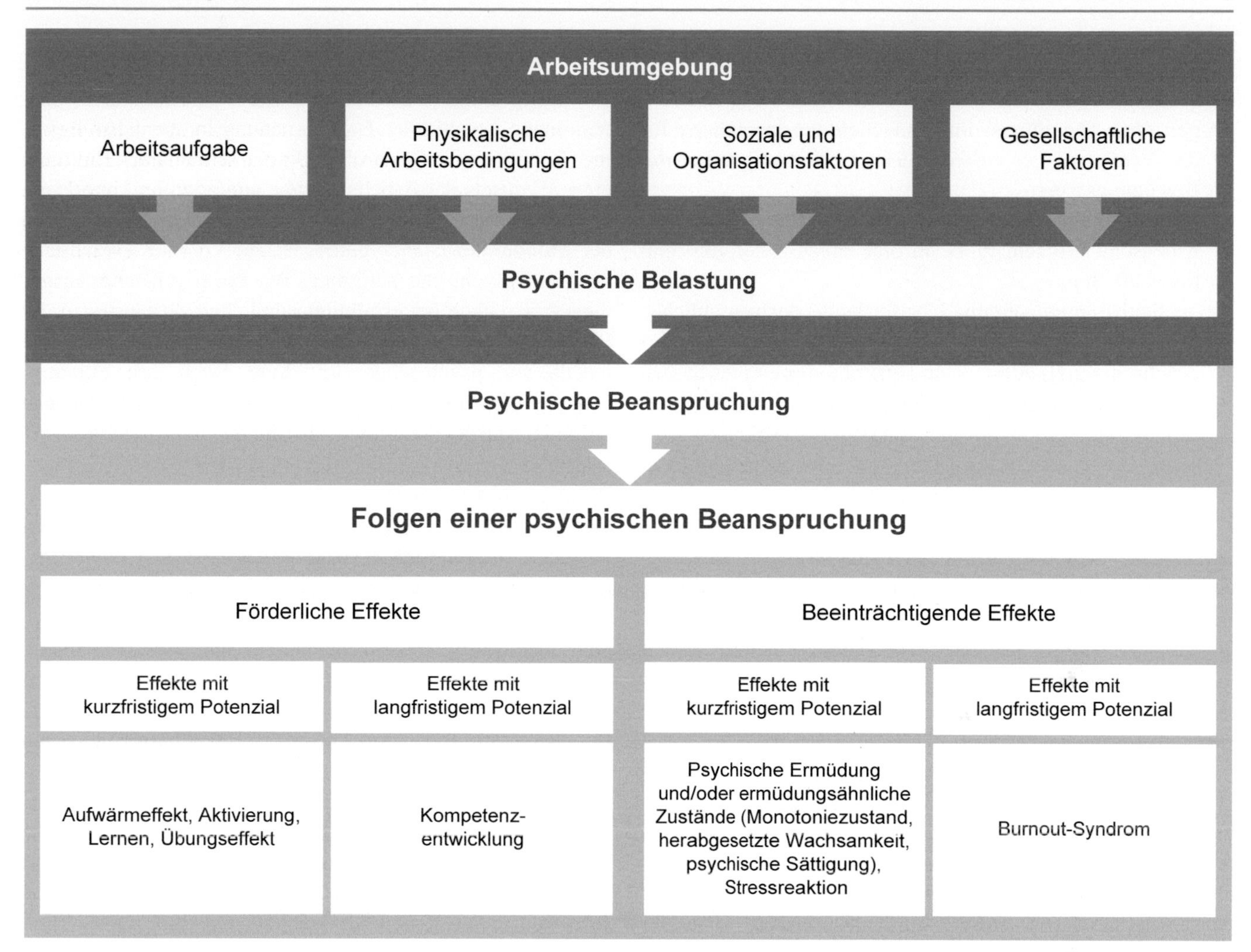

Abb. 2.1 Modell der psychischen Belastung und Beanspruchung (in Anlehnung an DIN EN ISO 10075 und DIN SPEC 33418)

entscheidend für eine Beurteilung – sondern die Belastung. Die Beanspruchungsreaktion kann bei gleicher Belastung völlig unterschiedlich sein. Allerdings wird die Belastung beanspruchungsbezogen bewertet, d. h. sinnvollerweise wird überlegt, zu welchen Folgen bestimmte Belastungskonstellationen führen können. Daher werden nachfolgend zunächst Beanspruchungsfolgen mit beeinträchtigenden Effekten näher beschrieben.

2.2.1 Psychische Ermüdung

Nach DIN EN ISO 10075-1 ist psychische Ermüdung eine vorübergehende Beeinträchtigung der psychischen und körperlichen Funktionstüchtigkeit, die von Intensität, Dauer und Verlauf der vorangegangenen psychischen Beanspruchung abhängt. So kann beispielsweise eine andauernde hohe psychische Belastung bei der Arbeit bei Beschäftigten zu psychischer Ermüdung führen. Typischerweise können hier vorübergehende Beeinträchtigungen der physischen und psychischen Leistungsfähigkeit auftreten. Die Störungen können die Wahrnehmung, die Motorik, das Denken und die Konzentration betreffen. Dies hat Folgen: Die betroffenen Mitarbeiter neigen zu häufigeren Fehlern bei der Arbeit. Das Verhältnis zwischen Anstrengung und erbrachter Leistung stimmt nicht mehr. Wer unter psychischer Ermüdung leidet, kann zudem auch körperlich müde wirken. Psychische Ermüdung wird während der Arbeit bzw. vor dem Abschluss der zu erbringenden Leistung erlebt. Psychische Ermüdung ist nicht mit der Ermüdung zu verwechseln, die nach der Arbeitstätigkeit erlebt wird. Ein Müdigkeitsgefühl allein ist kein sicheres Kennzeichen für psychische Ermüdung, da auch die Beanspruchungsfolgen Monotonie und herabgesetzte Vigilanz mit Müdigkeitsgefühlen verbunden sein können. Psychische Ermüdung kann z. B. durch folgende Merkmale ausgelöst werden:

- fremdgesetzter Zeitdruck bzw. Überforderung bezüglich Tempo oder Dauer der Tätigkeit
- einseitige und sich rasch wiederholende Anforderungen ohne Handlungs- und Entscheidungsspielräume für das Verändern der Arbeitsweise; häufig verbunden mit Bewegungsarmut
- längere Ausführung der Tätigkeit und/oder erhöhte Aufgabenschwierigkeit, z. B. infolge erschwerter Informationsaufnahme
- qualitative und quantitative Überforderung der menschlichen Verarbeitungskapazität, insbesondere bei zusätzlich eingeschränkten Handlungs- und Entscheidungsspielräumen
- Überforderung durch die erforderliche Kombination verschiedener, einzeln für sich unkritischer Aufgaben bzw. sogar verschiedener Aufgaben mit schlecht miteinander zu vereinbarenden Anforderungen

Psychische Ermüdung kann auch als Missverhältnis zwischen Arbeitsanforderungen und Erholungsmöglichkeiten zusammengefasst werden.

Zur Vermeidung psychischer Ermüdung bei der Arbeit bieten sich folgende Arbeitsgestaltungsansätze an (vgl. dazu auch GDA 2016):

- Verminderung der Belastungshöhe (Allerdings sollte hier ein bestimmtes Niveau nicht unterschritten werden, um Monotonie und Sättigungserlebnisse auszuschließen)
- Verringerung der Belastungsdauer
- klare Beschreibung der Aufgabenziele
- Vermeidung von gleichzeitiger Bearbeitung mehrerer Aufgaben (Multitasking)
- Anforderungswechsel bzw. Tätigkeitswechsel bei der Arbeitsplanung berücksichtigen – diese haben einen vergleichbaren Effekt wie Tätigkeitsunterbrechungen
- sichere und gesunde Gestaltung der Arbeitsumgebung – Berücksichtigung ergonomischer Prinzipien
- adäquate Pausengestaltung

Bei langen oder überlangen Arbeitszeiten ist mit einem Anstieg der Ermüdung zu rechnen. Daher müssen sich Beschäftigte zwischen zwei Arbeitsschichten ausreichend erholen können. Generell tragen Pausen dazu bei, Ermüdung zu vermindern. Dies gilt in besonderem Maße für die Schichtarbeit in der Nacht: Da die menschliche Leistung während der Nachtstunden ein geringeres Niveau als tagsüber hat, ist es sinnvoll, die Anforderungen an die Leistungserbringung in der Nacht durch vermehrte Pausen zu senken. Ferner haben häufigere Kurzpausen nach kürzeren Arbeitsabschnitten einen höheren Erholungswert als Pausen nach längeren Arbeitsabschnitten.

2.2.2 Ermüdungsähnliche Zustände

Ermüdungsähnliche Zustände des Menschen können als Auswirkungen psychischer Beanspruchung in abwechslungsarmen Situationen auftreten. Sie klingen schnell nach Eintreten eines Wechsels der Arbeitsaufgabe und/oder der Umgebung bzw. der äußeren Situation ab. Zu diesen Zuständen zählen der Monotoniezustand, herabgesetzte Vigilanz (Wachsamkeit) und psychische Sättigung. Wie bei psychischer Ermüdung treten auch bei ermüdungsähnlichen Zuständen in der Regel Müdigkeitsempfindungen auf, sie unterscheiden sich jedoch von psychischer Ermüdung durch ihre Flüchtigkeit. Bei diesen ermüdungsähnlichen Zuständen findet man besonders ausgeprägte interindividuelle Unterschiede.

2.2.2.1 Monotonie

Der Monotoniezustand ist nach DIN EN ISO 10075-1 ein langsam entstehender Zustand herabgesetzter Aktivierung, der bei länger dauernden einförmigen Wiederholungstätigkeiten auftreten kann und der hauptsächlich mit Schläfrigkeit, Müdigkeit, Leistungsabnahme und -schwankungen, Verminderung der Umstellungs- und Reaktionsfähigkeit sowie Zunahme der Herzschlagarrhythmie verbunden ist. Bei Monotoniezuständen entspricht das Müdigkeitsgefühl einer Schläfrigkeit oder einem Dösen. Kennzeichnend ist ein wellenförmiger Verlauf des Müdigkeitsgefühls, der zwischen Aktiviertheit und Müdigkeit schwankt. Ein zentrales Merkmal ist, dass der Monotoniezustand bei einem Tätigkeitswechsel sofort zu einer gesteigerten Aktivierung übergeht und schlagartig kein Müdigkeitsgefühl mehr erlebt wird.

Monotonie kann entstehen bei:

- immer gleichbleibenden und gleichförmigen Anforderungen
- geringen oder fehlenden Handlungs- und Entscheidungsspielräumen
- geringen intellektuellen Anforderungen
- wenig Möglichkeiten zur Kooperation und Kommunikation
- Bewegungsarmut

Arbeitsbedingungen wie überheizte Arbeitsräume, geringe Beleuchtung und gleichförmige, eher unterschwellige Maschinengeräusche können das Erleben von Monotonie verstärken. Zur Vermeidung von Monotoniezuständen bieten sich folgende Arbeitsgestaltungsansätze an (vgl. dazu auch GDA 2016):

- die Ermöglichung der Kommunikation mit anderen Mitarbeitern oder Führungskräften
- Freiheitsgrade bei der Wahl des Arbeitstempos

- eine Anreicherung der Aufgaben, d. h. zu den vorhandenen werden qualitativ höherwertige Aufgaben übernommen
- eine Erweiterung des Tätigkeitsspektrums, d. h. es sind verschiedene, aber in ihrem Anforderungsniveau vergleichbare, Aufgaben durchzuführen
- Tätigkeitswechsel oder Rotation

2.2.2.2 Herabgesetzte Wachsamkeit (Vigilanz)

Nach DIN EN ISO 10075-1 ist herabgesetzte Wachsamkeit (auch Vigilanz) ein bei abwechslungsarmen Beobachtungstätigkeiten langsam entstehender Zustand mit herabgesetzter Signalentdeckungsleistung (z. B. bei Radarschirm- und Instrumententafelbeobachtung). Die Auswirkungen der herabgesetzten Wachsamkeit sind vergleichbar mit denen der Monotonie. Typischerweise können daher neben der herabgesetzten Signalentdeckungsleistung Schläfrigkeit, Müdigkeit, Leistungsabnahme und -schwankungen sowie eine verminderte Umstellungs- und Reaktionsfähigkeit auftreten.

Herabgesetzte Vigilanz kann bei Überwachungs-, Kontroll- und Steuerungstätigkeiten auftreten, da Beschäftigte bei Überwachungsaufgaben bei teil- oder vollautomatisiertem Anlagenbetrieb die Steuerung fortlaufend überprüfen und bei erkennbaren Abweichungen korrigierend eingreifen müssen. Kontrolltätigkeiten verlangen den Vergleich von Qualität und Quantität von erzeugten Gütern mit vorgegebenen Normen. Derartige Anforderungen an die Aufmerksamkeit können relativ schnell zu einer verminderten Leistung führen. Dies bedeutet, dass Beschäftigte z. B. kritische Signale, wie zum Beispiel Pickel, Kratzer oder Blasen auf einer Lackoberfläche seltener entdecken. Die Entdeckungsleistung sinkt vor allem dann deutlich, wenn die kritischen Signale nur selten auftreten, die Signalunterscheidbarkeit gering ist sowie bei niedrigen Signal- und hohen Ereignisraten (vgl. GDA 2016). Zur Vermeidung von herabgesetzter Vigilanz bieten sich folgende Arbeitsgestaltungsansätze an (vgl. dazu auch DIN EN ISO 10075-2):

- Vermeidung von Aufgaben und Arbeitsbedingungen, die Daueraufmerksamkeit erfordern
- Ermöglichen einer ergonomisch günstigen Anzeigengestaltung, z. B. sollten sich die zu beobachtenden Signale angemessen unterscheiden
- Vorsehen regelmäßiger Pausen
- Tätigkeitswechsel oder Rotation
- Erweiterung des Tätigkeitsspektrums, d. h. es sind mehrere verschiedene, aber in ihrem Anforderungsniveau vergleichbare Aufgaben durchzuführen sowie wechselnde Aufgabeninhalte vorsehen
- Bereitstellung geeigneter Hilfsmittel zur Beurteilung der eigenen Leistung der Beschäftigten
- zeitgleiche Bereitstellung notwendiger Referenzstandards (Prüfmuster etc.) bei der Identifikation von kritischen Signalen, um eine Überlastung des Arbeitsgedächtnisses zu verhindern

2.2.2.3 Psychische Sättigung

Psychische Sättigung ist nach DIN EN ISO 10075-1 ein Zustand nervös-unruhevoller, stark affektbetonter Ablehnung einer sich wiederholenden Tätigkeit oder Situation, bei der das Erleben des „Auf-der-Stelle-Tretens" oder des „Nichtweiterkommens" besteht. Symptome psychischer Sättigung können z. B. Ärger, Leistungsabfall, Widerwillen gegenüber der Tätigkeit und/oder Müdigkeitsempfinden sein. Psychische Sättigung kann dann hervorgerufen werden, wenn die Sinnhaftigkeit der Tätigkeit oder die Aufgabenerfüllung infrage gestellt werden und persönliche Ziele nicht mit den Zielen der auszuführenden Tätigkeit übereinstimmen oder ihnen sogar widersprechen. Psychische Sättigung kann nicht nur bei der Arbeitsausführung entstehen, sondern bereits vor der Aufnahme der Arbeit vorausschauend erlebt werden. Die psychische Sättigung ist im Gegensatz zur Monotonie und zur herabgesetzten Wachsamkeit durch ein unverändertes oder sogar gesteigertes Niveau der Aktivierung gekennzeichnet und mit negativer Erlebnisqualität verbunden.

Psychische Sättigung wird dann erlebt, wenn

- die Sinnhaftigkeit der Tätigkeit oder die Aufgabenerfüllung vom Beschäftigten infrage gestellt wird bzw.
- persönliche Ziele nicht mit den Zielen der auszuführenden Tätigkeit übereinstimmen oder ihnen sogar widersprechen.

Aufgrund der Erfahrung des „Auf-der-Stelle-Tretens" stellt sich ein Widerwillen gegenüber der Tätigkeit ein. Daraus resultiert ein Zustand der gesteigerten Anspannung mit negativer Erlebensqualität, der Störungen in der Leistung und im Verhalten nach sich zieht. In bestimmten Fällen können auch unpassende Verhaltensweisen wie z. B. Wutausbrüche auftreten.

Zur Vermeidung psychischer Sättigung bieten sich folgende Arbeitsgestaltungsansätze an (vgl. dazu auch GDA 2016):

Allgemein wird empfohlen, repetitive Aufgaben zu vermeiden. Da dies in der betrieblichen Praxis sehr oft nicht möglich ist, z. B. bei serieller Fertigung, sollte sichergestellt werden, dass die betroffenen Beschäftigten den Bearbeitungsfortschritt erkennen, zum Beispiel durch Rückmeldung durch die Systeme oder durch die jeweilige Führungskraft. Daneben kann psychische Sättigung reduziert werden durch:

- eine Anreicherung der Aufgaben, d. h. zu den vorhandenen werden qualitativ höherwertige Aufgaben übernommen;
- eine Erweiterung des Tätigkeitsspektrums, d. h. es sind mehrere verschiedene, aber in ihrem Anforderungsniveau vergleichbare, Aufgaben durchzuführen;
- Tätigkeitswechsel oder Rotation;
- persönliche Weiterentwicklung, z. B. durch Lernmöglichkeiten im Prozess der Arbeit, Kompetenzentwicklung usw., dies kann z. B. auch im Rahmen von kontinuierlichen Verbesserungsprozessen geschehen.

2.2.3 Stress bzw. Stressreaktion

Nach DIN SPEC 33418 ist die Stressreaktion ein Zustand, der durch eine gesteigerte psychische (einschließlich kognitiver und emotionaler Komponenten) und/oder physische Aktivierung gekennzeichnet ist, der aus der subjektiven Interpretation Beschäftigter resultiert, Arbeitsbedingungen ausgesetzt zu sein, die ihre individuellen Ziele und/oder Werte bedrohen. Entscheidend sind einerseits die objektiven Bedingungen der Situation und andererseits die subjektive Einschätzungen des Menschen sowie seine persönlichen Merkmale und Fertigkeiten. Stress ist dabei ein intensiver und unangenehmer Spannungszustand, der aus der Befürchtung entsteht, dass eine subjektiv zeitlich nahe oder bereits eingetretene und subjektiv lang andauernde Situation sehr wahrscheinlich nicht vollständig kontrollierbar bzw. steuerbar ist (Greif 1991). Gemeint ist das Gefühl, dass die Kontrolle über die Situation oder die Arbeit entgleitet. Am liebsten möchte man die Situation vermeiden und die Flucht antreten. Dies ist aber in den meisten Situationen, z. B. in einem unangenehmen Reklamationsgespräch mit dem Kunden, nur eingeschränkt oder nicht möglich. Wie oben angeführt, ist Stress kein ausschließlich subjektives Problem. Neben den individuellen Erwartungen und Bewältigungsstrategien der Person sind es auch objektive äußere Auslösefaktoren, die erfasst und gestaltet werden können. Das Arbeiten unter Zeitdruck, das Fehlen von Zeitreserven und die Verknüpfung von hoher Arbeitsintensität bei eingeschränktem Handlungsspielraum und fehlender erlebter sozialer Unterstützung durch Kollegen oder Vorgesetzte konnten als besonders bedeutsame stressbegünstigende Faktoren identifiziert werden.

Belastungsfaktoren der Arbeit, die Stress begünstigen können, resultieren demnach z. B. aus:

- der Arbeitsaufgabe, z. B. Zeit- und Termindruck, widersprüchliche Arbeitsanweisungen, Arbeitsverdichtung;
- der Arbeitsrolle, z. B. als Vorgesetzter;
- den Arbeitsbedingungen, z. B. Lärm, ungünstige Beleuchtung;
- den sozialen Beziehungen, z. B. Konflikte mit Vorgesetzten oder Kollegen;
- der Arbeitsplatzeinbindung, z. B. Einzelarbeitsplatz oder Großraumbüro;
- der Person, z. B. ineffiziente Handlungsstile, familiäre Konflikte.

Eine Reaktion auf Stress auslösende Faktoren besteht in einer erhöhten Aktivierung des Organismus und dem Erleben von Druck, Nervosität und Angst. Diese Reaktionen sind temporär, d. h. sie klingen nach einer bestimmten Zeit wieder ab. Als längerfristige Folgen können dann Befindlichkeitsstörungen und Erkrankungen, wie z. B. Kopfschmerzen, Konzentrationsstörungen, Schlafstörungen, Reizbarkeit, Magenbeschwerden oder auch Herz-Kreislauf-Erkrankungen auftreten. Übermäßig viele Auslösefaktoren am Arbeitsplatz sind eine wesentliche Ursache für das Entstehen von kritischen Situationen, Störfällen oder Unfällen im Unternehmen.

Zur Vermeidung von Stress bieten sich beispielsweise folgende Ansätze an:

- klare Aufgabenbeschreibung und Aufgabenverteilung
- Ressourcenplanung
- Prüfung der Möglichkeit der Erweiterung des Handlungsspielraums der Beschäftigten
- soziale Unterstützung durch Kollegen und Führungskräfte
- Kompetenzentwicklung

2.2.4 Burnout

Bei Burnout handelt es sich nach DIN SPEC 33418 um einen Zustand, der charakterisiert ist durch wahrgenommene geistige, emotionale und/oder physische Erschöpfung, eine distanzierte Einstellung zur eigenen Arbeit und durch eine subjektiv wahrgenommene reduzierte Leistungsfähigkeit. Burnout kann erst nach längerfristiger Exposition gegenüber psychischer Belastung entstehen, die bereits kurzfristig zu beeinträchtigenden Effekten führt. Die subjektiv erlebte geistige, emotionale und/oder physische Erschöpfung kann sich in einem anhaltenden Gefühl der Überforderung, Reizbarkeit, Anspannung und Antriebsschwäche äußern. Die innerliche Distanzierung von der eigenen Arbeitstätigkeit und den Arbeitsinhalten wird bei personenbezogenen, serviceorientierten Tätigkeiten (z. B. Krankenpflege, Callcenter-Tätigkeit, Gastronomie) Depersonalisierung genannt und zeigt sich z. B. darin, gefühllos, abgestumpft und zynisch auf andere Menschen zu reagieren. Merkmale der subjektiv erlebten Reduzierung der eigenen Leistungsfähigkeit sind die negative Bewertung der eigenen Leistungsfähigkeit, das Gefühl, über nur unzureichende Bewältigungsstrategien zu verfügen, und das Gefühl mangelnden beziehungsweise schwachen beruflichen Selbstwertes.

Präventive Maßnahmen gegen Burnout sollten sowohl am Individuum (z. B. Aufbau von Stressbewältigungskompetenz und Erholungsfähigkeit) wie auch auf Unternehmensebene (z. B. Gesundheitskultur) ansetzen.

Auf der individuellen Ebene können helfen:

- bei ersten Symptomen rasch aktiv werden
- Detektion stressverstärkender Gedanken
- Verbesserung von Problemlösetechniken
- Reflexion des eigenen Erholungsverhaltens
- Reflexion der eigenen Passung zum Beruf

Auf der organisationalen Ebene können helfen:

- Initiative von Führungskräften und Kollegen bezüglich der Unterstützung betroffener Beschäftigter
- Qualifizierungen der Führungskräfte hinsichtlich gesunder Führung (z. B. zu Themen wie der eigenen Vorbildfunktion, Gesprächsführung bei auffälligen Mitarbeitern)
- Informationen über Unterstützungsangebote (z. B. seitens des Unternehmens, der Krankenkassen und Unfallversicherungsträger)
- Qualifizierungen des Betriebsrates, der letztlich auch eine vermittelnde Rolle innehat

Im Gegensatz zu Beanspruchungsfolgen wie Stress, Ermüdung, Monotonie und Sättigung, die nach einiger Zeit bzw. nach Beendigung der Arbeit in der Regel wieder abklingen, kann Burnout zu tief greifenden persönlichen Beeinträchtigungen bis hin zu psychischen und somatischen Erkrankungen führen. Arbeitgeber, Mitarbeiter und Betriebsräte müssen daher ein Interesse daran haben, dass diese Zustände vermieden werden. Im Rahmen seiner allgemeinen Fürsorgepflicht ist hier das Handeln des Arbeitgebers gefragt. Dabei ist eine Vorgehensweise zu wählen, die Mitarbeiter und Führungskräfte einbezieht. Aufgrund der großen interindividuellen Streuung ist ein Bezug zum Arbeitsplatz gerade bei Burnout oft nicht immer direkt erkennbar. In Ergänzung zur tätigkeitsbezogenen Gefährdungsbeurteilung kann daher ein sog. kurativer Ansatz gewählt werden. Kurativ (deutsch: kümmern) bedeutet, dass alle Betriebsangehörigen über Themen informiert werden und Mitarbeiter, Führungskräfte und Betriebsräte dafür Sorge tragen, dass z. B. Mitarbeitern, die sich überlastet fühlen, geholfen wird. Wichtig ist, diese Themen offen anzusprechen, um eine Tabuisierung zu vermeiden. Zusätzlich können insbesondere Führungskräfte und Betriebsräte geschult werden, um möglichst frühzeitig und effektiv handeln zu können. Besonders der Betriebsrat als Vertreter der Beschäftigten hat die wichtige Aufgabe, Hinweise der Mitarbeiter aufzunehmen und bei Spannungen innerhalb der Belegschaft vermittelnd einzugreifen. Kooperative Arbeitsstrukturen können dazu beitragen, bestimmte psychosozial belastende Faktoren zu kompensieren.

Für jedes Unternehmen sollte gelten: Ignorieren ist keine Lösung. Je früher man aktiv wird, desto besser. Auch wenn die Ursachen im persönlichen/privaten Bereich liegen, kann ggf. Beratung vermittelt werden. Bereits Hinweise auf Broschüren, Internetseiten oder ein Buchtipp können von Nutzen sein. Viele größere Betriebe greifen auf externe Dienstleister zurück, die ein EAP-Programm (Employee Assistance Program) anbieten.

2.2.5 Positive Folgen psychischer Beanspruchung

Wenngleich es im Rahmen der Gefährdungsbeurteilung darum geht, Arbeitsbedingungen hinsichtlich möglicher Gefährdungen einzuschätzen, hat psychische Belastung auch positive Konsequenzen. Das Auseinandersetzen mit der Tätigkeit kann schließlich zu Lerneffekten, Übung, Kompetenzerwerb und nicht zuletzt auch zu einer Steigerung der Motivation führen. Durch eine entsprechende Gestaltung der Arbeitsbedingungen ist dies anzustreben.

Grundsätzlich kann das Auseinandersetzen mit tätigkeitsbezogenen Anforderungen zu Aufwärmeffekten führen. Diese stellen eine häufige Folge psychischer Beanspruchung dar. Bald nach Beginn einer Tätigkeit können sie dazu führen, dass diese mit weniger Anstrengung als anfangs ausgeführt wird. Wird eine Arbeitsaufgabe, die zu einer entsprechenden psychischen Beanspruchung führen kann, wiederholt ausgeführt, kann dies zu Übungseffekten führen, die eine Veränderung bzw. eine Verbesserung der individuellen Leistung bewirken können. Dies ist mit bestimmten Lernprozessen verbunden. Lernen kann zunächst als ein Prozess verstanden werden, der auf Erfahrungen beruht, die bei der Arbeit gemacht werden. Im Kontext der Arbeit findet Lernen meist informell statt. Lernen führt zu dauerhaften Veränderungen im Verhalten oder Verhaltenspotenzial und trägt damit zum Erwerb und/oder zur Entwicklung von Kompetenzen bei. Günstig für das Lernen können gewisse Freiräume in der Arbeit sein, wie die Möglichkeit zum Austausch von erfolgreichen Problembewältigungsstrategien mit Kollegen und Führungskräften, beispielsweise im Rahmen eines kontinuierlichen Verbesserungsprozesses. Auch die Möglichkeit, bei der Bewältigung von Arbeitsaufgaben eigene Strategien zu erproben, kann das Lernpotenzial einer Tätigkeit vergrößern und damit auch die Kompetenzentwicklung der Beschäftigten fördern.

Bei der Kompetenzentwicklung handelt es sich um den Neuerwerb beziehungsweise auch die Stabilisierung sowie Erweiterung und Ausdifferenzierung von verfügbaren oder erlernbaren Fähigkeiten und Fertigkeiten. Dabei kann es sich um Fähigkeiten im kognitiven, emotionalen und/oder motorischen Bereich auf der Sach-/Fach-, der Methoden- und der Sozialebene handeln. Diese Kompetenzentwicklung ist eine beanspruchungsbezogene Folge und damit das Ergebnis der aktiven Auseinandersetzung mit der jeweiligen Aufgabe.

3 Merkmalsbereiche psychischer Belastung

Stephan Sandrock und Catharina Stahn

Im Folgenden werden diejenigen Merkmalsbereiche skizziert, die im Rahmen der Berücksichtigung psychischer Belastung in der Gefährdungsbeurteilung eine Rolle spielen können. In den vergangenen Versionen des KPB wurden die Kriterien den Beanspruchungsfolgen zugeordnet. Erfahrungen aus der Praxis zeigen allerdings, dass es gerade betrieblichen Praktikern leichter fällt, Kriterien in einer Reihenfolge zu bewerten, die sich bestimmten bedingungsbezogenen Oberkategorien zuordnen lassen. Die Reihenfolge orientiert sich an der Systematik der GDA (GDA 2016). Damit dürfte auch in der Dokumentation der Beurteilung der Arbeitsplätze die Nachvollziehbarkeit für das Aufsichtspersonal gegeben sein.

Diese Belastungsfaktoren werden im Folgenden kurz erläutert. Ebenso werden mögliche ungünstige Ausprägungen der Belastungsfaktoren erläutert, die zu den in Kap. 2 dargestellten beeinträchtigenden Beanspruchungsfolgen führen können.

Demnach gibt es fünf Merkmalsbereiche, die verschiedene Belastungsfaktoren beinhalten:

- Arbeitsinhalt/Arbeitsaufgabe
- Arbeitsorganisation
- soziale Beziehungen
- Arbeitsumgebung
- neue Arbeitsformen

In Tab. 3.1 sind die Merkmalsbereiche mit den jeweiligen Kategorien dargestellt.

Bezüglich der Belastungsfaktoren ist zu beachten, dass:

- einige von ihnen inhaltlich voneinander abhängig sind;
- die Gestaltung eines einzelnen Belastungsfaktors bereits zu Verbesserungen führt, prinzipiell aber Maßnahmenkombinationen weitere Verbesserungen erzielen können;
- die Auswahl der Belastungsfaktoren nicht als abschließend zu betrachten ist, da sich die Arbeitswelt im Wandel befindet (vgl. Bundesanstalt für Arbeitsschutz und Arbeitsmedizin 2014).

3.1 Merkmalsbereich: Arbeitsinhalt/Arbeitsaufgabe

Dem Merkmalsbereich Arbeitsinhalt/Arbeitsaufgabe lassen sich verschiedene arbeitswissenschaftliche Kriterien zuordnen, die bei der Beurteilung psychischer Belastung berücksichtigt werden sollten.

3.1.1 Vollständigkeit der Aufgabe

Eine Arbeitstätigkeit ist vollständig, wenn die Beschäftigten ihre Tätigkeit nicht nur selbst ausführen, sondern auch selbst vorbereiten, organisieren und kontrollieren können. Ein weiteres Kriterium ist, dass die Tätigkeiten unterschiedlich hohe Denkanforderungen stellen, d. h. eine Mischung darstellen von automatisiert ausführbaren Handlungen ohne bewusste Zuwendung bis hin zu Tätigkeiten mit verschieden hohen Denkanforderungen. Eine rein ausführende Tätigkeit kann beispielsweise durch die Übertragung von Vorbereitungs-, Einrichtungs-, Wartungs-, Instandhaltungs-, Dispositions-, Abrechnungs- und Prüftätigkeiten erweitert bzw. bereichert werden.

Mögliche kritische Ausprägungen zeigen sich zum Beispiel, indem:

- nur ausführende Tätigkeiten, wie das Einlegen eines Werkstücks, erfolgen oder
- nur kontrollierende Tätigkeiten, wie die Prüfung von Belegen, erfolgen.

S. Sandrock (✉) · C. Stahn
Institut für angewandte Arbeitswissenschaft e. V.
Düsseldorf, Deutschland
e-mail: s.sandrock@ifaa-mail.de; c.stahn@ifaa-mail.de

Institut für angewandte Arbeitswissenschaft e. V. (ifaa) (Hrsg.), *KPB – Kompaktverfahren Psychische Belastung*, ifaa-Edition,
https://doi.org/10.1007/978-3-662-54898-1_3

Tab. 3.1 Merkmalsbereiche und Kategorien psychischer Belastung

Merkmalsbereiche	Kategorien
1 Arbeitsinhalt/ Arbeitsaufgabe	1.1 Vollständigkeit der Aufgabe
	1.2 Handlungsspielraum
	1.3 Variabilität
	1.4 Information/Informationsangebot
	1.5 Verantwortung
	1.6 Qualifikation
	1.7 emotionale Inanspruchnahme
2 Arbeitsorganisation	2.1 Arbeitszeit
	2.2 Arbeitsablauf
	2.3 Kommunikation/Kooperation
3 soziale Beziehungen	3.1 Kolleginnen/Kollegen
	3.2 Vorgesetzte
4 Arbeitsumgebung	4.1 physikalische und chemische Faktoren
	4.2 physische Faktoren
	4.3 Arbeitsplatz- und Informationsgestaltung
	4.4 Arbeitsmittel
5 neue Arbeitsformen	5.1 räumliche Mobilität

Je nach Art der Aufgabe können unvollständige Tätigkeiten zum Entstehen von Monotonie oder psychischer Ermüdung beitragen. Als günstig kann sich erweisen, wenn alle Schritte einer Tätigkeit bzw. eines Prozesses bekannt sind; so kann geprüft werden, inwieweit eine Anreicherung mit anderen Tätigkeiten möglich und sinnvoll ist.

3.1.2 Handlungsspielraum

Der Handlungsspielraum bezieht sich auf die Höhe der Flexibilität bei der Ausführung von Teiltätigkeiten bzw. Teilhandlungen (vgl. Ulich 2005): Handlungsspielraum bezieht sich auf die Möglichkeiten zum unterschiedlichen aufgabenbezogenen Handeln „in Bezug auf Verfahrenswahl, Mitteleinsatz und zeitliche Organisation von Aufgabenbestandteilen".

Mögliche kritische Ausprägungen zeigen sich zum Beispiel, indem:

- das Arbeitstempo von den Beschäftigten nicht beeinflusst werden kann,
- die Arbeitsausführung von den Beschäftigten nicht beeinflusst werden kann,
- der Arbeitsablauf von den Beschäftigten nicht beeinflusst werden kann,
- feste Vorgaben zur Ausführung der Tätigkeit bestehen, die keine anderen Möglichkeiten zur Arbeitsausführung zulassen.

Ungünstige Ausprägungen können zum Entstehen beeinträchtigender Beanspruchungsfolgen beitragen.

Günstige Ausprägungen sind gegeben, wenn:

- zeitliche und/oder inhaltliche Freiheitsgrade geschaffen werden,
- andere Aufgabenverteilungen und -kombinationen vorgenommen werden,
- verschiedene Arbeitsmittel gewählt werden können.

Ferner kann es hilfreich sein, die Beschäftigten in einen kontinuierlichen Verbesserungsprozess (KVP) einzubeziehen, der dazu beitragen soll, die Arbeitsprozesse effizienter und menschengerechter zu gestalten.

3.1.3 Variabilität

Der Gestaltungsspielraum oder die Variabilität wird durch die Möglichkeit zur selbstständigen Gestaltung von Vorgehensweisen nach eigenen Zielsetzungen bestimmt. Dieser Aspekt hängt eng mit der Durchschaubarkeit und Gestaltbarkeit einer Aufgabe zusammen.

Unterschiede im Gestaltungsspielraum kennzeichnen also das Ausmaß an Variabilität von Teiltätigkeiten oder Teilhandlungen.

Eine Tätigkeit ist dann abwechslungsreich, wenn

- die Anforderungs- und Aufgabenvielfalt einer Arbeitstätigkeit gegeben ist und
- damit die Beschäftigten verschiedene Fähigkeiten und Fertigkeiten in die Anforderungsbewältigung einbringen können.

Je nach Art der Aufgabe und den Leistungsvoraussetzungen der Beschäftigten können bei geringer Variabilität das Entstehen von Ermüdung – z. B. bei dauerhaften Anforderungen an die Konzentration – oder auch der Monotonie – z. B. bei sich ständig wiederholenden Einlegetätigkeiten – begünstigt werden.

3.1.4 Information/Informationsangebot

Zur erfolgreichen Bearbeitung von Arbeitsaufgaben benötigen Mitarbeiter Informationen über die eigenen Aufgaben, den Arbeitsgegenstand, das gewünschte Ergebnis oder bereits zuvor erledigte Prozessschritte. Günstig ist es daher zu prüfen, welcher Mitarbeiter wann welche Informationen benötigt. Hierzu kann geprüft werden, ob Arbeitsunterlagen vorhanden und vollständig sind. Ferner sollten bei Meetings wichtige Informationen adressatengerecht vermittelt werden. Wenn Beschäftigte sich Informationen erst aufwändig beschaffen müssen, kann dies zu Zeiteinbußen führen. Unter Umständen können dann Aufgaben nicht fristgerecht erledigt werden. Der resultierende Zeitdruck kann zu Stresserleben führen. Nicht zur Verfügung stehende Informationen, die für den Arbeitsprozess benötigt werden, und die dann ggf. im Arbeitsgedächtnis gespeichert werden müssen, können überdies das Entstehen psychischer Ermüdung begünstigen.

Mögliche kritische Ausprägungen zeigen sich zum Beispiel, wenn:

- das Informationsangebot zu umfangreich ist,
- das Informationsangebot zu gering ausfällt oder
- Informationen lückenhaft sind.

3.1.5 Verantwortung

Verantwortung beschreibt die Pflichten, die ein Arbeitsplatzinhaber (dazu gehören auch Führungskräfte) hat, wenn er eine bestimmte Tätigkeit ausführt. Verantwortung kann sich auf die Arbeitsergebnisse und die Leistung oder auf die Sicherheit und Gesundheit anderer Personen, z. B. Mitarbeiter, Schüler oder Patienten beziehen. Arbeitsplatzinhaber können aber auch im Rahmen ihrer Tätigkeit für Sachwerte, z. B. Maschinen und Anlagen, oder die Umwelt verantwortlich sein.

Mögliche kritische Ausprägungen zeigen sich zum Beispiel bei:

- unklaren Kompetenzen und Verantwortlichkeiten,
- fehlenden Barrieren oder Kontrollmechanismen bei Entscheidungen an sicherheitskritischen Einrichtungen,
- nicht ausreichendem Handlungsspielraum bei hoher Verantwortung.

Günstig erweisen sich Stellenbeschreibungen, die den jeweiligen Verantwortungsbereich beschreiben. Diese sollten regelmäßig überprüft und ggf. angepasst werden. Auch sollten Schnittstellen im Unternehmen definiert sein, damit die Beschäftigten wissen, wer in bestimmten Fällen der adäquate Ansprechpartner ist.

3.1.6 Qualifikation

Qualifikation umfasst die Fachkompetenzen, wie z. B. Fachkenntnisse, Arbeitstechniken, Fähigkeiten und Fertigkeiten, aber auch die sozialen und kommunikativen Kompetenzen, die für die fachgerechte Ausführung einer bestimmten Tätigkeit erforderlich sind.

Mögliche kritische Ausprägungen zeigen sich zum Beispiel, indem:

- Beschäftigte nicht ausreichend für eine Tätigkeit qualifiziert sind oder werden,
- bei der Einführung neuer Software Beschäftigte nicht geschult werden,
- nicht auf eine Passung von Anforderung und Eignung geachtet wird.

Stimmt die erforderliche Qualifikation nicht mit den Anforderungen der Aufgabe überein, kann dies zu unterschiedlichen Folgen führen. Sind Beschäftigte beispielsweise für Aufgaben überqualifiziert, kann ein längeres Ausüben der Tätigkeit zu Monotonieerleben führen. Langfristig ist auch nicht auszuschließen, dass vorhandene Kompetenzen verkümmern.

Sind andererseits die Anforderungen der Tätigkeit höher als die entsprechende Qualifikation der Beschäftigten, kann dies zu einem Gefühl der Überforderung führen bzw. auch das Entstehen von Stresserleben begünstigen. Ferner kann das Risiko für Fehlhandlungen und Unfälle steigen.

3.1.7 Emotionale Inanspruchnahme

Zur emotionalen Inanspruchnahme kommt es vor allem bei Tätigkeiten im Dienstleistungssektor. Einerseits können die Bedürfnisse und Interessen sowie die verbalen oder nonverbalen Äußerungen der Kunden, Klienten oder Patienten emotional belasten. Andererseits kann die Arbeitsaufgabe das Zeigen gewünschter Emotionen erfordern, die teilweise im Widerspruch zu eigenen Gefühlen stehen.

Mögliche kritische Ausprägungen zeigen sich zum Beispiel, wenn:

- die Tätigkeit das ständige Eingehen auf die Bedürfnisse anderer Menschen (z. B. Kunden) erfordert,
- die Tätigkeit das ständige Zeigen geforderter Emotionen (Gefühle) unabhängig vom eigenen Empfinden erfordert,
- Bedrohung durch verbale oder körperliche Gewalt von anderen Personen, zum Beispiel in Arbeits- und Sozialämtern, auf Notfallstationen im Krankenhaus oder Polizeidienststellen erfolgt.

Neben der Berücksichtigung der Passung oder Eignung – nicht jeder Mensch kann z. B. auf einer Intensivstation arbeiten, wo die Versorgung schwerstkranker Menschen im Mittelpunkt steht – können auf der organisatorischen Seite die Abläufe so geplant werden, dass nicht ständig eine Exposition erfolgen muss (z. B. durch eine Auftragssteuerung im Beschwerdemanagement eines Callcenters, o. ä.). Auch können z. B. in sozialen Einrichtungen kollegiale Fallbesprechungen oder Supervisionen dazu beitragen, mit emotionalen Anforderungen besser umgehen zu können.

3.2 Merkmalsbereich: Arbeitsorganisation

Zum Merkmalsbereich Arbeitsorganisation gehören die Arbeitszeit, der Arbeitsablauf und der Bereich Kommunikation/Kooperation.

3.2.1 Arbeitszeit

Die Festlegung der Arbeitszeitdauer und die Verteilung der Arbeitszeit sind zentrale Stellschrauben der Arbeitszeitgestaltung. Bei der Gestaltung der Arbeitszeit sind gesetzliche und tarifrechtliche Regelungen zu beachten. Günstig ist, wenn ergonomische Prinzipien bei der Gestaltung sowohl der Dauer als auch der Verteilung (z. B. bei Schichtdienst) berücksichtigt werden.

Mögliche kritische Ausprägungen können sein:

- wechselnde oder lange Arbeitszeit (mehr als 8 Stunden); nach langen Arbeitszeiten steigt das Risiko für Ermüdung, damit verbunden wird eine Zunahme des Unfallrisikos angenommen;
- ungünstig gestaltete Schichtarbeit, häufige Nachtarbeit; neben Umstellungsschwierigkeiten kann es zu Problemen im sozialen Umfeld kommen; sinnvollerweise sind hier ergonomische Kriterien zu berücksichtigen;
- umfangreiche Überstunden; diese können ein Hinweis auf mangelnde Planung von Arbeitsabläufen sein;
- unzureichendes Pausenregime; auch hier sind entsprechende Empfehlungen zu berücksichtigen; so haben mehrere kurze Pausen einen höheren Erholungswert als z. B. eine lange Pause;
- Arbeit auf Abruf; die Arbeitszeit sollte für die Beschäftigten zu einem gewissen Grad planbar und vorhersehbar sein.

3.2.2 Arbeitsablauf

Unter Arbeitsablauf ist die Folge aufeinander abgestimmter Handlungen (Ablaufschritte) zu verstehen, die das Ziel haben, Eingaben (z. B. Material oder Informationen) mithilfe eingesetzter Ressourcen (z. B. Arbeitsmittel und Mitarbeiter) unter Einwirkung äußerer Einflüsse in Ergebnisse mit Eigenschaften umzuwandeln, die bestimmten Vorgaben und Anforderungen genügen (vgl. z. B. Lennings 2008).

Mögliche kritische Ausprägungen zeigen sich z. B. in:

- Zeitdruck/hoher Arbeitsintensität; beide können Hinweise auf Planungsmängel sein,
- häufigen Störungen/Unterbrechungen; diese sollten vermieden werden, da sie nicht nur den Arbeitsfluss unterbrechen, sondern immer wieder auch ein neues Eindenken in den Arbeitsprozess erfordern,
- hoher Taktbindung; um die Leistungsfähigkeit der Beschäftigten aufrechtzuerhalten sollten die Beschäftigten den Zeitpunkt der Arbeitsunterbrechung selbst festlegen können. Dabei ist zu berücksichtigen, dass mehrere kurze Pausen einen höheren Erholungswert haben als wenige lange Unterbrechungen der Arbeit.

3.2.3 Kommunikation/Kooperation

Auftragsbedingte Kommunikations- und Kooperationserfordernisse dienen der Information und Abstimmung mit anderen Kollegen. Dabei können die Dauer, die Anzahl der Partner, die Art (direkte oder indirekte Kommunikation) und die Inhalte (Empfang oder Weitergabe von Informationen oder Anweisungen versus gemeinsames Lösen von Problemen) unterschieden werden.

Mögliche kritische Ausprägungen zeigen sich zum Beispiel bei

- geringer oder fehlender Kommunikation;
- schwierigen Entscheidungen, wenn die Beschäftigten keine Gelegenheit haben, sich kurzfristig mit Kollegen oder Führungskräften zu beraten;
- gegenläufigen Anforderungen der Arbeitsaufgabe (z. B. Konflikte zwischen Termineinhaltung und Qualität), die von den Beschäftigten nicht in Einklang zu bringen sind;
- überwiegender Einzelarbeit, sodass sich die Beschäftigten bei Bedarf nicht mit Führungskräften und anderen Mitarbeitern über die Arbeit austauschen können;
- deutlich erschwerter Kommunikation durch unzureichende Sprachkenntnisse der Gesprächspartner.

Bei der Gestaltung effektiver Arbeitsbedingungen sollte den Kommunikations- und Kooperationsmöglichkeiten besondere Beachtung geschenkt werden, da sie ein soziales Grundbedürfnis des Menschen sind. Ohne Kommunikations- und Kooperationsmöglichkeiten ist auch keine soziale Unterstützung bei Entscheidungen oder Problemen möglich.

3.3 Merkmalsbereich: soziale Beziehungen

An fast allen Arbeitsplätzen bestehen soziale Beziehungen zu anderen Menschen. Seien es Kollegen, Vorgesetzte, Kunden oder Externe: Die Kontakte können positiv und somit anregend sein und zur Motivation der Beschäftigten beitragen oder sich negativ auswirken. Eines der wichtigsten Elemente in der Beziehung zu Kolleginnen, Kollegen und Vorgesetzten ist die soziale Unterstützung bei Problemen und Schwierigkeiten. Werden Unterstützung, Rat und Hilfe gewährt, kann die arbeitsbedingte Belastung nachweislich verringert werden. Soziale Unterstützung führt darüber hinaus zu einer besseren Stressbewältigung und wirkt sich insgesamt positiv auf die Sicherheit und Gesundheit bei der Arbeit aus. Besteht keine soziale Unterstützung oder ist sie nur gering ausgeprägt, steigt die Wahrscheinlichkeit von Herz-Kreislauf-Erkrankungen, Angsterkrankungen oder Depressionen (GDA 2016).

3.3.1 Soziale Beziehungen: Kolleginnen/Kollegen

Mögliche kritische Ausprägungen zeigen sich zum Beispiel, indem:

- zu viele/zu wenige soziale Kontakte bestehen,
- zu wenig Möglichkeiten zur Kommunikation oder Zusammenarbeit mit Kollegen bestehen, und es auch in Pausen keine Möglichkeit gibt, sich mit Kollegen zu unterhalten,
- es häufig Spannungen oder Konflikte am Arbeitsplatz gibt,
- sich die Beschäftigten nicht gegenseitig bei Problemen oder Schwierigkeiten unterstützen.

3.3.2 Soziale Beziehungen: Vorgesetzte

Führungskräfte sind verantwortlich für die Sicherheit und Gesundheit ihrer Mitarbeiterinnen und Mitarbeiter. Sie müssen Gefährdungen beurteilen und ermitteln, welche Maßnahmen des Arbeitsschutzes erforderlich sind. Unterstützung erhalten sie dabei von der Fachkraft für Arbeitssicherheit (Sifa) und dem Betriebsarzt. Führungskräfte haben jedoch nicht nur Aufgaben im Arbeitsschutz wahrzunehmen; sie sind auch durch ihr persönliches Führungsverhalten Teil der psychischen Belastung der Beschäftigten.

Beeinträchtigende Beanspruchungsfolgen können entstehen, wenn zum Beispiel:

- die Führungskraft nicht ausreichend qualifiziert ist,
- die Beschäftigten vor unerwarteten Situationen keine Gelegenheit haben, sich kurzfristig mit Führungskräften zu beraten,
- die Führungskraft nicht bei der Erledigung der Aufgaben unterstützt,
- keine ausreichenden Rückmeldungen über Arbeitsabläufe und -ergebnisse durch die Führungskraft erfolgen,
- die Beschäftigten zu wenig Möglichkeiten zur Kommunikation oder Zusammenarbeit mit Führungskräften haben,
- die Beschäftigten zu wenig Informationen zu den Ergebnissen ihrer Arbeit durch die Führungskraft erhalten,
- die Beschäftigten zu wenig Informationen zu wichtigen Entwicklungen erhalten, die ihre Abteilung oder das Unternehmen betreffen,
- die Führungsspannen so groß sind, dass Führung gar nicht stattfinden kann.

3.4 Merkmalsbereich: Arbeitsumgebung

Grundsätzlich sollten Aspekte der Arbeitsumgebung schon in der „normalen“ Beurteilung der Arbeitsbedingungen untersucht und bewertet worden sein. Dennoch ist zu berücksichtigen, dass auch dieser Merkmalsbereich Teil der psychischen Belastung ist. Entsprechend ist zu prüfen, ob die jeweiligen Aspekte am Arbeitsplatz auftreten und ob sie einen ungünstigen Einfluss haben können. Ergonomische Arbeitsmöbel, ausreichende Beleuchtung, gut belüftete Räume: Eine sichere und gesunde Arbeitsumgebung hat nicht nur einen Einfluss auf die physische, sondern auch auf die psychische Belastung. Je nach Branche, Beruf und Arbeitsplatz beinhaltet die Arbeitsumgebung verschiedene physikalische, chemische und biologische Faktoren. Bei der Durchführung der Gefährdungsbeurteilung müssen das Zusammenwirken sowie die Wechselwirkung zwischen diesen Umgebungsfaktoren berücksichtigt werden. Hinweise und Regeln für eine adäquate Gestaltung finden sich beispielsweise in den technischen Regeln für Arbeitsstätten (ASR) (zum Download unter www.baua.de) sowie in Schriften der Unfallversicherungsträger, z. B. in Branchenregeln und Berufsgenossenschaftlichen Regeln und Informationen (zum Download unter www.dguv.de).

3.4.1 Physikalische und chemische Faktoren

Zu den physikalischen Faktoren zählen unter anderem folgende Aspekte:

- Lärm (z. B. eine permanente Geräuschkulisse von Geräten wie pfeifende Lüfter oder Klimaanlagen, Gespräche zwischen Kollegen – auch wenn diese Geräusche nicht in der Lage sind, das Gehör zu gefährden),
- Beleuchtung (z. B. zu helles oder zu wenig Licht, zu hohe Kontraste, Blendungen oder Spiegelungen),
- Klima (z. B. verunreinigte Luft oder Ausdünstungen von Geräten), Hitze oder Kälte,
- ionisierende Strahlung (z. B. Röntgenstrahlung, Gammastrahlung und Teilchenstrahlung),
- elektromagnetische Felder (z. B. Magnetfelder oder Mikrowellen),
- Vibrationen (verursacht z. B. durch rotierend oder schlagend arbeitende Handmaschinen oder durch Antriebsmaschinen sowie Arbeitseinrichtungen),
- chemische und biologische Gefahrstoffe.

▶ Hinweis:
Bei der Gefährdungsbeurteilung müssen darüber hinaus berücksichtigt werden:

- das Arbeiten unter Überdruck- oder Unterdruckbedingungen,
- die räumliche Gestaltung: z. B. Hindernisse, Stolperfallen oder räumliche Enge,

- die räumliche Anordnung eines Arbeitsplatzes und der Arbeitsmittel,
- die Gestaltung von Flucht- und Rettungswegen,
- mögliche Gefahren des Ertrinkens oder Erstickens,
- die Gestaltung von Pausen-, Sozial- und Sanitärräumen.

3.4.2 Physische Faktoren

Zu den physischen Faktoren gehören die ergonomische Gestaltung von Arbeitssystemen sowie die körperliche Arbeit.

Beeinträchtigende Folgen können z. B. entstehen durch:

- eine Arbeitsgestaltung, bei der ergonomische Prinzipien nicht berücksichtigt werden; eine orientierende Hilfestellung bietet z. B. die ifaa-Checkliste Ergonomie (https://www.arbeitswissenschaft.net/downloads/checklisten/)
- schwere körperliche Arbeit

▶ Hinweis:
Zur Bewertung verschiedener Aspekte körperlicher Arbeit bieten sich die Leitmerkmalmethoden an. Diese können kostenlos bei der BAuA heruntergeladen werden (http://www.baua.de/de/Themen-von-A-Z/Physische-Belastung/Gefaehrdungsbeurteilung.html)

3.4.3 Arbeitsplatz- und Informationsgestaltung

Um eine effiziente und menschengerechte Arbeit zu ermöglichen, sind auch bei der Arbeitsplatz- und Informationsgestaltung ergonomische Prinzipien zu berücksichtigen.

Negative Auswirkungen können z. B. hervorgerufen werden durch:

- ungünstige Arbeitsräume, räumliche Enge,
- unzureichende Gestaltung von Signalen und Hinweisen; dies ist besonders für Gefahrensignale z. B. an Anlagen in Leitständen wichtig; aber auch Arbeits- und Betriebsanweisungen sind aufgaben- und adressatengerecht zu gestalten.

3.4.4 Arbeitsmittel

Arbeitsmittel umfassen Werkzeuge, einschließlich Hardware und Software, Maschinen, Fahrzeuge, Geräte, Möbel, Einrichtungen und andere im Arbeitssystem verwendete Komponenten. Grundsätzlich ist auf einen einwandfreien Zustand zu achten, damit die Arbeit unfallfrei und effektiv ausgeführt werden kann. Nicht ausreichend funktionierende Arbeits- und Betriebsmittel können einerseits die Ausführung der Arbeitsaufgabe erschweren und sogar die Qualität der Arbeitsergebnisse beeinflussen und andererseits die Leistungsfähigkeit der Beschäftigten beeinträchtigen.

Als ungünstig kann sich erweisen, wenn z. B.:

- Werkzeug oder andere Arbeitsmittel fehlen oder ungeeignet sind,
- Maschinen nur ungünstig bedient oder eingerichtet werden können,
- die Software unzureichend gestaltet ist.

3.5 Neue Arbeitsformen

Die sogenannten neuen Arbeitsformen ergeben sich durch die beschleunigte Entwicklung neuer Informations- und Kommunikationstechnologien. Der klassische Nine-to-five-Job im Büro wird abgelöst durch die verschiedensten Formen der Arbeit: das Arbeiten von unterwegs – also mobiles Arbeiten – räumliche und zeitliche Flexibilisierung sowie Formen der erweiterten beruflichen Erreichbarkeit. Als ungünstig kann es sich z. B. erweisen, wenn es nicht gelingt, Arbeit und Privatleben voneinander abzugrenzen. Vorteile bringen neue Arbeitsformen dann, wenn sowohl auf technischer als auch auf organisatorischer Seite auf die sich ergebenden Veränderungen reagiert wird. Ebenso sind die Beschäftigten gefordert, verantwortungsbewusst mit den neuen Informations- und Kommunikationstechniken umzugehen. Auch an Führungskräfte werden neue Anforderungen gestellt, damit Arbeit in ihren unterschiedlichen Formen gelingt.

▶ Grundsätzlich ist es sinnvoll, für neue Arbeitsformen pragmatische Vereinbarungen im Betrieb zu treffen.

Tipps zur Gestaltung neuer Arbeitsformen finden sich zum Beispiel in der Checkliste zur Gestaltung digitaler arbeitsbezogener Erreichbarkeit des ifaa.

Download unter: https://www.arbeitswissenschaft.net/downloads/checklisten/

Anwendung des KPB

4

Stephan Sandrock und Catharina Stahn

Nachdem die vorangegangenen Kapitel die theoretischen Grundlagen beschrieben haben, wird nun das praktische Vorgehen bei der Beurteilung der Arbeitsbedingungen erläutert.

4.1 Vorgehen bei der Gefährdungsbeurteilung mit dem KPB

Um aus der Gefährdungsbeurteilung Vorteile, wie beispielsweise das Abstellen von Störungen im Betriebsablauf zu ziehen, empfiehlt sich, wie bei anderen Prozessen im Betrieb auch, ein planvolles Vorgehen. Dies beinhaltet eine gute Vorbereitung und Information bzw. Sensibilisierung der beteiligten Akteure (z. B. Führungskräfte, Betriebsrat etc.). Mit den nachfolgenden Schritten wird das grundsätzliche Vorgehen skizziert.

Der Ablauf der Gefährdungsbeurteilung lässt sich in sieben Schritten darstellen, siehe Abb. 4.1.

Im Folgenden werden diese sieben Schritte beschrieben.

1 Festlegen von Arbeitsbereichen und Tätigkeiten Eine Gefährdungsbeurteilung ist für jeden Arbeitsplatz und für jede Tätigkeit erforderlich. In diesem Schritt wird ein Überblick erstellt, welche Arbeitsplätze und welche Tätigkeiten im Betrieb vorhanden sind. Dazu kann z. B. ein Organigramm s. Kap. 5 verwendet werden. Nach § 5 ArbSchG ist bei gleichartigen Arbeitsbedingungen die Beurteilung eines Arbeitsplatzes oder einer Tätigkeit ausreichend. Sinnvoll kann daher eine Prüfung sein, welche Anlagen und Arbeitsmittel sich z. B. im Bereich der Fertigung befinden. Finden sich dort Anlagen und Automaten mit vergleichbarer Steuerung und Arbeitsvorgängen, kann überlegt werden, Tätigkeiten an diesen Anlagen zusammenzufassen. Ferner ist es sinnvoll, die Tätigkeits- und Stellenbeschreibungen zur Hand zu nehmen. Hier können sich die beteiligten Akteure bereits einen Überblick über die generellen Tätigkeiten verschaffen. Zudem kann eine regelmäßige Prüfung dieser Unterlagen sinnvoll sein, um diese entsprechend, z. B. bei neuen Aufgaben, anzupassen.

2 Ermitteln der Gefährdungen Es ist zu ermitteln, welche psychischen Belastungsfaktoren unter realistischen Annahmen auftreten können. Zunächst empfiehlt es sich, eine Bestandsaufnahme durchzuführen. Dabei ist zu prüfen, ob und welche Informationen zum Thema psychische Belastung bereits vorliegen. Brauchbare Informationen ergeben sich in der Regel schon aus der bislang durchgeführten Gefährdungsbeurteilung. Informationen über Faktoren, die bereits vorliegen und hinreichend aktuell sind, müssen nicht neu erfasst werden (GDA 2016). Mögliche Indikatoren, die auf ungünstige Belastungskonstellationen hindeuten, können u. a. sein:

- Fehlzeitenstatistiken
- Fluktuation
- Konflikte
- Mitarbeiterbefragungen
- Mitarbeiterbeschwerden, z. B. über Zeitdruck, unklare Arbeitsanweisungen, nicht nutzerorientierte Software, fehlende Schulungen etc.
- Termineinhaltung
- Unfälle und Beinaheunfälle
- unvollständige, fehlende Informationen, defekte Technik

Fehlzeiten oder auch ein vermehrtes Auftreten von Ausschuss können ein Indiz für hohe psychische Belastung in

S. Sandrock (✉) · C. Stahn
Institut für angewandte Arbeitswissenschaft e. V.
Düsseldorf, Deutschland
e-mail: s.sandrock@ifaa-mail.de; c.stahn@ifaa-mail.de

Institut für angewandte Arbeitswissenschaft e. V. (ifaa) (Hrsg.), *KPB – Kompaktverfahren Psychische Belastung*, ifaa-Edition,
https://doi.org/10.1007/978-3-662-54898-1_4

bestimmten Arbeitsbereichen sein. Sofern derartige Daten im Unternehmen systematisch erfasst werden, lohnt es sich, diese näher zu betrachten und zu beurteilen. Dazu kann z. B. die Indikatorentabelle, s. Kap. 5, helfen. Sinnvollerweise werden die Daten für einzelne Abteilungen, Fachbereiche etc. gestaffelt, vgl. Abb. 4.2.

Hierbei geht es nicht um die Schaffung eines Datenfriedhofs. Die Betrachtung der Daten kann dabei helfen, Bereiche oder Abteilungen aufzudecken, in denen z. B. Prozesse nicht „rund laufen". Dort kann dann beispielsweise mit der tätigkeitsbezogenen Beurteilung begonnen werden. Dazu können die Checklisten verwendet werden, Abschn. 4.2.

▶ Grundsätzlich ist es Aufgabe des Arbeitsgebers, die Gefährdungsbeurteilung durchzuführen. Er kann sich dazu von der Sifa oder dem Betriebsarzt beraten lassen. Ungeachtet der hier bestehenden Mitwirkungsrechte des Betriebsrates sollte dieser in den Prozess der Gefährdungsbeurteilung eingebunden werden. Ebenso sollten die Beschäftigten informiert werden.

Das Ermitteln der konkreten Gefährdungen soll vor Ort erfolgen. Das KPB ist als ein Beobachtungsinterview angelegt und so konzipiert, dass auch der betriebliche Anwender ohne Expertenwissen nach Durcharbeitung der vorherigen Abschnitte oder nach einer entsprechenden

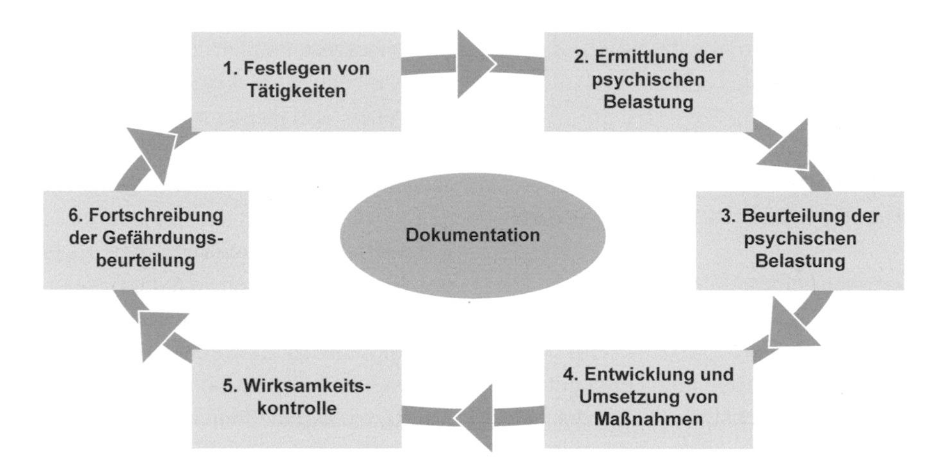

Abb. 4.1 Schematischer Ablauf einer Gefährdungsbeurteilung

Indikatoren		Abteilung/Arbeitsbereich					
		Fertigung	Montage 1	Montage 2	Einkauf	Versand	Personal
Fehlzeiten/ Gesundheit	Krankenstand	5,8 %	6,7 %	5,6 %	4 %	4,8 %	3,8 %
	Unfallzahlen	3	5	2	/	1	/
	Beinaheunfälle	n.a.	n.a.	n.a.	n.a.	n.a.	n.a.
	Fluktuation	3,2 %	4,8 %	4,1 %	4,9 %	4,2 %	5,1 %
Qualität	Reklamationen	2,8 %	3,3 %	2,9 %	/	2,4 %	/
	Ausschuss	4,7 %	6,2 %	4,5 %	/	1,8 %	/
Prozesse	Terminabweichungen	regelmäßig (Fertigung, Montage 1, Montage 2)			selten	manchmal	/
	Leistungs-schwankungen	selten	vorhanden	selten	/	/	/
	unklare Informationen	ja, regelmäßig in allen Bereichen					
	Prozessstörungen	oft	hier, besonders oft	oft	/	oft	/
Betriebs-klima	Gewalt	1 Fall vor 2 Jahren	/	/	/	/	/
	Konflikte	/	manchmal	selten	/	/	/
	Beschwerden	/	von den Mitarbeitern	/	/	manchmal vom Kunden	/
Sonstige	Mitarbeiterbefragung	n.a.	n.a.	n.a.	einmalige Durchführung vor 3 Jahren (Einkauf, Versand)		

Abb. 4.2 Beispielhafte Indikatorentabelle

Schulung durch z. B. die regionalen Arbeitgeberverbände zu einer realistischen Beurteilung der psychischen Belastung gelangen kann. In der Praxis hat sich bislang bewährt, ein Beurteilerteam, z. B. bestehend aus der jeweiligen Führungskraft und der Sifa oder einem Mitglied des Betriebsrates, einzusetzen. Um unnötigen Aufwand zu vermeiden, sollten Personen beauftragt werden, die beispielsweise aus der Arbeit im betrieblichen Arbeitssicherheitsausschuss schon über Kenntnisse des Arbeits- und Gesundheitsschutzes verfügen.

Nach Sichtung der zu den jeweiligen Tätigkeiten gehörenden Dokumente, wie Stellenbeschreibungen (s. Schritt 1), geht der Beurteiler bzw. das Team zu einem Arbeitsplatz und beobachtet die Tätigkeitsausführung. Die Items helfen auf die relevanten Aspekte zu achten. All diejenigen Aspekte, die nicht durch eine reine Beobachtung erhoben werden können – in der Regel ist das bei sämtlichen indirekten Tätigkeiten der Fall – müssen durch Befragung des Stelleninhabers bzw. des Vorgesetzten erhoben werden. Zusätzlich können neben dem Stelleninhaber auch dessen Arbeitskollegen oder weitere Betriebsangehörige befragt werden, die mit der auszuführenden Arbeitsaufgabe vertraut sind. Die zu stellenden Fragen sollten den Merkmalen der Items ähneln. Auf diese Weise können nicht direkt offensichtliche Eigenschaften eines Arbeitssystems, die mitunter nur von den dort Arbeitenden benannt werden können, ausreichend beachtet werden. Ein weiterer Vorteil eines derartigen Beobachtungsinterviews besteht darin, dass sich durch den persönlichen Kontakt zum Mitarbeiter die Möglichkeit ergibt, bei Bedarf Zusatz- oder Ergänzungsfragen zu stellen. Zudem ist der Interviewer in seiner Vorgehensweise flexibler und kann dadurch auf den Befragten intensiver eingehen, wodurch die Untersuchung an Tiefe gewinnt. Auch ist es für den Untersuchenden einfacher, mögliche „Falschaussagen" zu identifizieren und Aussagen der Befragten aufgrund seiner eigenen Beobachtungen zu relativieren. Dies erfordert vom Interviewer eine entsprechende Fach- und Sozialkompetenz.

Die Items der Checklisten sind so formuliert, dass eine eher ungünstige Ausprägung mit „trifft eher zu" zu bewerten ist. Dies hat den Vorteil, dass relativ schnell festgestellt werden kann, ob kritische Ausprägungen vorliegen, die das Ableiten von Arbeitsschutzmaßnahmen erforderlich machen.

▶ **Wichtig:** Im Rahmen der Gefährdungsbeurteilung geht es um den Arbeitsplatz und die Tätigkeit, nicht um das Befinden eines einzelnen Beschäftigten!
Demnach sind Fragen arbeitsplatzbezogen zu stellen!

3 Beurteilen der Gefährdungen Grundsätzlich ist zu beurteilen, ob die in Schritt 2 ermittelten Gefährdungen Maßnahmen erforderlich machen. Es ist zu beurteilen, ob und unter welchen Bedingungen die erkannten Gefährdungen zu einer Beeinträchtigung der Gesundheit führen können. Bei bestimmten physischen Einwirkungsgrößen wie Lärm oder Gefahrstoffen können die ermittelten Werte mit normierten Schutzzielen verglichen werden. Hier ist die Abschätzung eines möglichen Risikos relativ einfach.

Als nächstes kann geprüft werden, ob es Schutzstufenkonzepte gibt. Verschiedene Verordnungen, z. B. die Biostoffverordnung, sehen dies vor.

Das KPB gibt für die Items durch entsprechende Erklärungen und Beispiele Bewertungshilfen vor. Eine quantitative Bewertung mithilfe von Grenzwerten ist allerdings nicht vorgesehen. Dennoch kann die Datenauswertung quantitativ erfolgen, d. h. je mehr Merkmale eines Bereiches des KPB zutreffen, desto eher muss das Vorliegen von psychischer Belastung angenommen werden, die eine beanspruchungsoptimale Umgestaltung des Arbeitssystems erforderlich machen kann. Grundsätzlich sollten auch bei einzelnen vorliegenden Belastungsfaktoren die entsprechenden Gestaltungshinweise des Verfahrens beachtet werden.

Eine Risikoeinschätzung, wie sie zum Beispiel bei Anlagen durchgeführt werden kann, ist bei der psychischen Belastung nicht ohne Weiteres sinnvoll durchführbar. Dennoch können die Kriterien Expositionsdauer (wie lange ist der Beschäftigte einer Belastung ausgesetzt) und Häufigkeit (wie oft kommt das vor) zur Abschätzung verwendet werden. Dabei ist allerdings zu bedenken, dass teilweise auch selten vorkommende Ereignisse zu kritischen Auswirkungen führen können.

Die beim KPB erhobenen Daten sollten im Arbeitsschutzausschuss (vgl. § 11 Arbeitssicherheitsgesetz), der in den meisten Unternehmen vorhanden ist, vorgestellt und besprochen werden. Der Arbeitsschutzausschuss hat die Aufgabe, Anliegen des Arbeitsschutzes und der Unfallverhütung zu beraten. Der Arbeitsschutzausschuss tritt mindestens einmal vierteljährlich zusammen. Der Ausschuss setzt sich zusammen aus dem Arbeitgeber oder einem von ihm Beauftragten, zwei vom Betriebsrat bestimmten Betriebsratsmitgliedern, Betriebsärzten, Fachkräften für Arbeitssicherheit und Sicherheitsbeauftragten.

Soweit in einer sonstigen Rechtsvorschrift nichts anderes bestimmt ist, hat der Arbeitgeber in Betrieben mit mehr als zwanzig Beschäftigten einen Arbeitsschutzausschuss zu bilden. Bei der Feststellung der Zahl der Beschäftigten sind Teilzeitbeschäftigte mit einer regelmäßigen wöchentlichen Arbeitszeit von nicht mehr als 20 Stunden mit 0,5 und nicht mehr als 30 Stunden mit 0,75 zu berücksichtigen.

▶ In einigen Unternehmen kommt vielleicht auch die Frage auf, wie einzelnen, stark beanspruchten Mitarbeitern geholfen werden kann, wenn weder ein Fragebogen zur Erfassung des subjektiven Beanspruchungsempfindens eingesetzt wird noch mittels einer bedingungsbezogenen Gefährdungsbeurteilung das persönliche Beanspruchungsempfinden der Mitarbeiter erhoben werden kann. In diesen Fällen ist die Installation von so genannten Vertrauenspersonen eine mögliche Lösung. Als Anlaufstelle für Mitarbeiter, die über eine vermeintlich zu hohe Beanspruchung klagen, stehen diese Vertrauenspersonen zur Verfügung. Diese sollten von Geschäftsführung und Betriebsrat benannt werden. Die Vertrauenspersonen können von den Mitarbeitern aufgesucht werden, um ihnen das persönlich empfundene Beanspruchungserleben zu beschreiben. Für die Vertrauensperson besteht die Möglichkeit, auf die Hinweise und Sorgen der Mitarbeiter einzugehen oder aber das vorgebrachte Beanspruchungsempfinden anonym in ein Gremium, wie z. B. einen Arbeitsschutzausschuss, einzubringen. Dort können Lösungen erarbeitet werden. Als geeignete Vertrauenspersonen bieten sich u. a. Führungskräfte, Betriebsräte, Arbeitskollegen und selbstverständlich Betriebsärzte an. Es ist an dieser Stelle noch einmal ausdrücklich darauf hinzuweisen, dass psychisch beanspruchten Mitarbeitern nur dann geholfen werden kann bzw. Maßnahmen eingeleitet werden können, wenn sie bereit sind, ihr persönliches Beanspruchungsempfinden darzulegen und damit offen umzugehen. Ohne eine konkrete und persönlich zuzuordnende Rückmeldung der psychisch beanspruchten Mitarbeiter ist eine zielgenaue Ursachenbekämpfung nicht möglich.

4 Festlegen konkreter Arbeitsschutzmaßnahmen Wenn es gesetzliche Vorgaben erfordern oder wenn die Gefährdung als zu groß beurteilt wird, müssen Schutzmaßnahmen geplant und umgesetzt werden.

Dabei ist grundsätzlich die Reihenfolge des STOPV-Prinzips zu wählen (vgl. Abschn. 2.2):

- „S“ wie Substitution (Ersatz, Auswechslung)
- „T“ wie technische Maßnahmen
- „O“ wie organisatorische Maßnahmen
- „P“ wie personenbezogene Schutzmaßnahmen
- „V“ wie verhaltensbezogene Sicherheitsmaßnahmen

Die wirksamste Schutzmaßnahme besteht darin, die Gefährdung völlig zu beseitigen. Ist dies nicht möglich, sind Maßnahmen in der dargestellten Reihenfolge zu wählen. Das Prinzip der Verhältnismäßigkeit kann dabei beachtet werden, wenn z. B. ein Ersatz (eine neue Maschine) gar nicht möglich oder aber viel zu teuer wäre.

Zuletzt sollten verhaltensbezogene Maßnahmen wie z. B. „erhöhte Achtsamkeit walten lassen“ gewählt werden. Bei manchen Gefährdungen wie z. B. Lärm sind sie auch gar nicht möglich. Gleichwohl sollte den Beschäftigten verdeutlicht werden: Auch durch ausgefeilte Technik kann eine Gefährdung selten völlig ausgeschaltet werden. Deshalb ist es geboten, immer Vorsicht walten zu lassen. Ein Beispiel dafür ist die Inaugenscheinnahme eines Arbeitsmittels vor der Verwendung.

Prinzipiell genügt es, wenn eine Schutzmaßnahme das Risiko soweit verringert, dass die Gefährdung dem Beurteiler(-team) annehmbar erscheint. Jedoch sollte auch in solchen Fällen immer wieder überprüft werden, ob effizientere Maßnahmen verfügbar sind.

Bei einer angestrebten Umgestaltung von Arbeitssystemen lassen sich damit im Wesentlichen zwei Maßnahmen unterscheiden, d. h. personenbezogene (P und V) und bedingungsbezogene Maßnahmen (S, T und O). Personenbezogene Maßnahmen ergänzen bedingungsbezogene Maßnahmen und zielen auf eine fachliche Aus- und Weiterbildung, eine Erweiterung sozialer Kompetenzen oder eine Aneignung von Selbstmanagement, Problemlöse- und Bewältigungsstrategien.

Bedingungsbezogene Maßnahmen beziehen das gesamte Arbeitssystem ein und achten auf die Ausführbarkeit, Schädigungslosigkeit und Beeinträchtigungsfreiheit der Tätigkeiten und Arbeitsbedingungen. Dabei wird berücksichtigt, ob z. B. Handlungs- und Entscheidungsspielräume, Transparenz sowie Möglichkeiten zur Kooperation und Kommunikation vorhanden sind. Bei der Umgestaltung von Arbeitssystemen ist immer das gesamte Arbeitssystem zu beachten und nicht eine Summe von Einzellösungen anzustreben. Um Gefährdungen zu vermeiden, müssen daher Ausführbarkeit, Schädigungslosigkeit, Beeinträchtigungsfreiheit und Gesundheitsförderlichkeit berücksichtigt werden. Dazu können z. B. die Beseitigung von Belästigungsquellen, die Verbesserung von Informationsflüssen usw. beitragen. In der Arbeitswissenschaft häufig eingesetzte Maßnahmen zur Gestaltung der Arbeitsorganisation werden nachfolgend kurz vorgestellt:

- Jobenlargement (Arbeitserweiterung): Die Beschäftigten erhalten mehrere ähnliche Arbeitsaufgaben, die ihrer Qualifikation entsprechen.
- Jobenrichment (Arbeitsbereicherung): Die Beschäftigten erhalten durch zusätzliche Arbeitsaufgaben z. B. mehr Verantwortung, wodurch die Tätigkeit aufgewertet und abwechslungsreicher wird. Dies stellt allerdings in der Regel auch höhere Anforderungen an die Qualifikation der Beschäftigten.
- Jobrotation (Arbeitsplatzwechsel): Die Beschäftigten führen systematische und geplante Arbeitsplatzwechsel durch, wobei die an den einzelnen Arbeitsplätzen vorhandenen Arbeitsinhalte nicht verändert werden. Ziel ist es, die Beschäftigten einseitig belastende Tätigkeiten nur für eine gewisse Zeit ausführen zu lassen, da danach die Tätigkeit gewechselt wird (Belastungswechsel).
- (geführte) Gruppenarbeit: Bei Gruppenarbeit organisiert eine Gruppe von Mitarbeitern ihre Arbeit in einem gewissen Rahmen selbst. Die Einführung von Gruppenarbeit erfordert in der Regel eine ausreichende Einbeziehung von Mitarbeitern in die Gestaltung von Arbeitsaufgaben und -organisation sowie eine rechtzeitige Qualifizierung der Mitarbeiter, um die Gruppenaufgaben übernehmen zu können. Dabei sind Ansätze der geführten Gruppenarbeit

mit kleinen Führungsspannen anzustreben (vgl. Dörich 2013). Die Einführung von Gruppenarbeit ermöglicht den Mitarbeitern u. a.:
- Belastungswechsel, da verschiedene Tätigkeiten ausgeführt werden,
- vollständige Tätigkeiten auszuführen, d. h. Planung, Ausführung und Kontrolle der Tätig- keiten zu übernehmen,
- im Prozess der Arbeit zu lernen,
- flexibel verschiedene Tätigkeiten auszuüben,
- sich gegenseitig zu unterstützen und
- soziale Isolierung abzubauen.

5 Durchführen der Maßnahmen Die Maßnahmen können zum Beispiel in einem Maßnahmenplan dokumentiert werden, s. Kap. 5. So kann der Umsetzungsstand nachgehalten werden. Bisher besteht die Maßnahme lediglich auf dem Papier, jetzt muss sie umgesetzt werden. Beispiele dafür sind:

- Ein störanfälliger Prozess wird durch einen stabileren Prozess ersetzt.
- In einem Leitstand werden neue Bildschirme beschafft und ergonomisch angeordnet.
- Schichtübergabegespräche zur Verbesserung des Informationsflusses werden eingeführt.
- Ein defekter Lüfter, der ein störendes Geräusch verursacht, wird ausgetauscht.
- Die Beschäftigten werden unterwiesen.

6 Überprüfen der Wirksamkeit der Maßnahmen Es genügt nicht, dass Maßnahmen umgesetzt sind. Sie müssen auch wirken, d. h., die Gefährdungen sind soweit zu verringern, dass sie akzeptabel erscheinen.

Zu beachten ist dabei, dass sich Veränderungen erst durchsetzen müssen und Maßnahmen oftmals nicht sofort wirksam werden. Daher ist eine entsprechende Zeit einzuplanen, damit die Maßnahmen ihre Wirkung entfalten können. Bei der psychischen Belastung kann dies aufgrund der vielfachen Wechselwirkungen langwieriger sein als in anderen Bereichen, wie beispielsweise der Anbringung von Schallschutzwänden. Die Personen, die die Wirksamkeit kontrollieren, sollten für diese Aufgabe das notwendige Fachwissen besitzen. Zudem sollten sie die zu beurteilenden Bereiche gut kennen und von diesen unterstützt werden.

Möglichkeiten der Wirksamkeitskontrolle sind:

- **Erneute Ist-Analyse und Vergleich mit den Ausgangsdaten:** Hier wird mit den entsprechenden Merkmalsbereichen des KPB nochmals die Ausprägung der Belastungsfaktoren erhoben und anschließend mit den Ausgangswerten verglichen. Die Differenz kann dann Aufschluss über die Wirksamkeit der Maßnahmen geben.
- **Workshops mit Beschäftigten und Führungskräften:** Dies müssen nicht eigens dafür einberufene Veranstaltungen sein; der Austausch über die Wirksamkeit von Maßnahmen kann z. B. im Rahmen des Shopfloor Managements oder bei anderen regelmäßigen Besprechungen erfolgen. Wird der Arbeits- und Gesundheitsschutz als wesentlicher Teil kontinuierlicher Verbesserungsprozesse betrachtet, kann auch schnell festgestellt werden, ob Maßnahmen nicht erfolgreich waren und entsprechend gegengesteuert werden muss.
- **Kurzbefragung von Beschäftigten und Führungskräften:** In kleineren Unternehmen oder bei kleineren Maßnahmen kann auch eine kurze mündliche Befragung der Beschäftigten bzw. der Führungskräfte eingesetzt werden, um die Wirksamkeit der Maßnahmen zu überprüfen. Dies kann zum Beispiel im Rahmen von Begehungen erfolgen.

7 Fortschreiben der Gefährdungsbeurteilung Da die Gefährdungsbeurteilung stets aktuell sein soll, ist sie gegebenenfalls anzupassen; eine erneute Gefährdungsbeurteilung ist erst dann wieder sinnvoll, wenn Arbeitsplätze um- oder neugestaltet werden oder die Arbeitsorganisation verändert wurde.

▶ **Hinweis:** Einige Verordnungen regeln bereits, dass die Gefährdungsbeurteilung spätestens nach zwei Jahren auf Aktualität überprüft werden muss.

Dokumentation Die Gefährdungsbeurteilung ist schriftlich zu dokumentieren. Auch hier ist nicht vorgeschrieben, welches Format verwendet wird.

Aus der Dokumentation müssen hervorgehen:

- das Ergebnis der Gefährdungsbeurteilung
- die festgelegten Maßnahmen
- das Ergebnis ihrer Überprüfung

Hilfsmittel finden sich in Kap. 5. Diese Tools werden auch auf der Homepage des ifaa als ausfüllbare Dateien zum Download zur Verfügung gestellt.

4.2 Anwendung der Checklisten: Items und Erläuterungen

Im folgenden Abschnitt werden die einzelnen Items beispielhaft erläutert sowie Hinweise für Gestaltungsmöglichkeiten gegeben. Dabei ist zu prüfen, ob diese auch auf den Betrieb angewendet werden können, oder ob andere Maßnahmen in Betracht gezogen werden sollten.

Der obere Teil der Checklisten (s. Abb. 4.3, Abb. 4.4, Abb. 4.5, Abb. 4.6, Abb. 4.7) kann und soll für die Beurteilung vor Ort verwendet werden; die Hinweise darunter geben dabei Hilfestellung. Der Bearbeiter hat hier die Möglichkeit, Besonderheiten eines Arbeitsplatzes, Verweise und Kommentare einzutragen.

	Ausprägung		Kommentar/Begründung	Handlungsbedarf		Maßnahmenpriorität			Art der Maßnahme (S-T-O-P-V)
Item	eher ja	eher nein		eher ja	eher nein	A	B	C	
1.1.1 Die Arbeit der Stelleninhaber beschränkt sich auf ausführende Tätigkeiten.									
1.1.2 Die Arbeit enthält höchstens zwei der Elemente »Planung« – »Ausführung« – »Kontrolle« – »Rückmeldung«.									
1.1.3 Die Arbeit beschränkt sich fast ausschließlich auf das dauerhafte Überwachen von Prozessen.									
1.1.4 Die Tätigkeit besteht nur aus Teilaufgaben.									
1.1.5 Die Tätigkeit beinhaltet keine Aufgaben, die von Beginn bis Ende mit einem erkennbaren Ergebnis ausgeführt werden.									

Abb. 4.3 Checkliste 1

Item	Beispiele/Erläuterungen	Gestaltungshinweise
1.1.1 Die Arbeit der Stelleninhaber beschränkt sich auf ausführende Tätigkeiten.	Das Ausführen immer gleichartiger Tätigkeiten (Routinetätigkeiten), wie z. B. die Arbeitsaufgabe, lediglich Werkstücke einzulegen. Es werden immer wieder die gleichen Handgriffe nötig. Die Arbeit erfordert keine vorbereitenden und nachbereitenden Tätigkeiten. Ein Wechsel zwischen Aufgaben mit unterschiedlichen Anforderungen kann einer Ermüdung bzw. auch Monotonie vorbeugen und hat vergleichbare Effekte wie kurze Arbeitsunterbrechungen.	Es kann z. B. ein Wechsel zwischen Überwachungs- und Steuerungstätigkeiten eingeplant werden. Rein ausführende Tätigkeiten können durch vor- und nachbereitende Tätigkeiten (z. B. Materialbereitstellung, Qualitätskontrolle) erweitert werden.
1.1.2 Die Arbeit enthält höchstens zwei der Elemente »Planung« – »Ausführung« – »Kontrolle« – »Rückmeldung«.	Die Arbeitsaufgabe besteht z. B. nur aus Ausführung (z. B. drehen), nur vor und nachbereiten (Kalkulation), nur organisieren (koordinieren) oder nur kontrollieren (überwachen). Die Kombination unterschiedlicher Tätigkeiten mit verschiedenen Anforderungen sollte angestrebt werden, um psychische Ermüdung oder Monotonie zu vermeiden.	Eine rein ausführende Tätigkeit kann durch die Übertragung von Vorbereitungs-, Einrichtungs-, Wartungs-, Instandhaltungs-, Dispositions-, Abrechnungs- und Prüfungstätigkeiten erweitert bzw. bereichert werden. Eine Arbeitstätigkeit kann z. B. Materialeingangsprüfungen, Programmieren, Selbstkontrolle der Erzeugnisse, vorbeugende Instandhaltung, kleinere Reparaturen usw. enthalten. Abstimmung mit vor- und nachgelagerten Bereichen ermöglichen.
1.1.3 Die Arbeit beschränkt sich fast ausschließlich auf das dauerhafte Überwachen von Prozessen.	Die Tätigkeit erfordert Daueraufmerksamkeit z. B. bei der Überwachung von Prozessen im Leitstand oder bei visuellen Prüfaufgaben, und es fehlen aktive Tätigkeitsinhalte. Die Kombination unterschiedlicher Tätigkeiten mit verschiedenen Anforderungen sollte angestrebt werden. Vermeidung des Erfordernisses der Daueraufmerksamkeit über längere Zeitspannen. Hohe Daueraufmerksamkeit kann zum Übersehen kritischer Ereignisse oder fehlerhafter Teile führen.	Bereitstellung von Möglichkeiten für körperliche Aktivität. Tätigkeitswechsel einplanen.
1.1.4 Die Tätigkeit besteht nur aus Teilaufgaben.	Die Beschäftigten müssen lediglich Werkstücke einlegen. Es erfolgt nur reine Dateneingabe. Die Beschäftigten sollten den Sinn ihrer Tätigkeit erkennen. Einförmige Belastungsfaktoren können das Auftreten von Monotonie begünstigen. Wenn die Tätigkeit nicht eingeordnet werden kann, kann Sättigung entstehen.	Anreichern von Ausführungsaufgaben, z. B. durch die Übertragung von Aufgaben, die die eigene Arbeit vorbereiten, organisieren und kontrollieren; Mischung von geistig fordernden Aufgaben mit Routinetätigkeiten.
1.1.5 Die Tätigkeit beinhaltet keine Aufgaben, die von Beginn bis Ende mit einem erkennbaren Ergebnis ausgeführt werden.	Es werden einzelne Teilschritte bearbeitet, dann wird das Werkstück weitergereicht. Im Einkauf werden Beschaffungen getätigt, der weitere Prozess läuft über andere Bereiche/Abteilungen. Die Beschäftigten sollten den Sinn ihrer Tätigkeit erkennen. Wenn die Tätigkeit nicht eingeordnet werden kann, kann Sättigung entstehen. Da Menschen ihr Handeln an Rückmeldungen ausrichten, sollten diese zeitnah gegeben werden.	Ziel und Sinn der Tätigkeit klarstellen; dies kann eine Aufgabe der Führungskräfte sein. Abläufe transparent strukturieren. Ergebnisse der Prozesse zeitnah zurückmelden.

Abb. 4.3 (Fortsetzung)

	Ausprägung		Kommentar/Begründung	Handlungsbedarf		Maßnahmenpriorität			Art der Maßnahme (S-T-O-P-V)
Item	eher ja	eher nein		eher ja	eher nein	A	B	C	
1.2.1 Das Arbeitstempo kann von den Beschäftigten nicht beeinflusst werden.									
1.2.2 Der Ablauf der Arbeit kann von den Beschäftigten nicht beeinflusst werden.									
1.2.3 Es bestehen feste Vorgaben zur Ausführung der Tätigkeit, die keine anderen Möglichkeiten zur Arbeitsausführung zulassen.									
1.2.4 Die Arbeitsaufgabe beinhaltet in der Regel keine Entscheidungen, die die Arbeitsausführung oder die Arbeitsergebnisse beeinflussen.									
1.2.5 Die zur Verfügung stehende Arbeitszeit ist für das Arbeitspensum nicht ausreichend.									

Abb. 4.3 (Fortsetzung)

Item	Beispiele/Erläuterungen	Gestaltungshinweise
1.2.1 Das Arbeitstempo kann von den Beschäftigten nicht beeinflusst werden.	Es bestehen enge zeitliche Vorgaben (z. B. Kundenanforderungen) oder eine starke Taktbindung (z. B. Fließband). Es müssen viele Entscheidungen in einer kurzen Zeit getroffen werden. Zeitlich eingeengte Handlungsspielräume lassen sich z. B. durch eine eingeschränkte Auswahl bei der Abfolge und Reihenfolge von Teiltätigkeiten erkennen, was zu Überforderung führen kann.	Tätigkeiten können, beispielsweise durch die Einrichtung von Puffern, zeitlich entkoppelt werden. Die Übertragung der Arbeitsaufgabe an eine Gruppe von Beschäftigten mit vergleichbaren Qualifikationen kann dazu genutzt werden, zeitliche Kopplungen an technische Systeme (z. B. Fließband) aufzuheben bzw. flexibler zu gestalten. Zeitliche Freiheitsgrade durch Einsatz von Springern schaffen. Andere Aufgabenteilung und -kombination vornehmen. Technische oder personelle Vorankündigung von Handlungserfordernissen organisieren.
1.2.2 Der Ablauf der Arbeit kann von den Beschäftigten nicht beeinflusst werden.	Abläufe und Prozesse werden nicht regelmäßig auf Verbesserungen geprüft. Die Beschäftigten können sich nicht einbringen. Die Beschäftigten sollten die Möglichkeit haben, selbst optimale Bearbeitungswege zu wählen und die Ablauforganisation zu verbessern und am Aufbau und an der Pflege von Standards mitzuwirken. Dies kann z. B. im Rahmen von KVP stattfinden.	Handlungsspielräume können inhaltlich z. B. durch die Möglichkeit zur Auswahl verschiedener Vorgehensweisen, Arbeitsmittel usw. erweitert werden. Die Mitwirkung an Verbesserungsmaßnahmen sichert eine hohe Akzeptanz der Standards und Arbeitsabläufe.
1.2.3 Es bestehen feste Vorgaben zur Ausführung der Tätigkeit, die keine anderen Möglichkeiten zur Arbeitsausführung zulassen.	Es besteht eine festgelegte Reihenfolge für bestimmte Handgriffe, die vom Beschäftigten nicht verändert werden kann. Es bestehen feste Vorgaben zur Ausführung der Arbeitstätigkeit, die strikt eingehalten werden müssen. Handlungsspielräume können inhaltlich z. B. durch die Möglichkeit zur Auswahl verschiedener Vorgehensweisen, Arbeitsmittel usw. erweitert werden. Die Beschäftigten sollten die Möglichkeit haben, an optimalen Bearbeitungswegen mitzuarbeiten und dadurch die Ablauforganisation zu verbessern und neue Standards zu schaffen.	Es kann die Möglichkeit eingeräumt werden, dass die Beschäftigten selbst optimale Bearbeitungswege wählen und dadurch die Ablauforganisation verbessern, z. B. durch Mitwirkung bei Verbesserungsaktivitäten. Inhaltliche Freiheitsgrade ermöglichen eine abwechslungsreiche Ausführung der Tätigkeit. Handlungsspielräume können inhaltlich z. B. durch die Möglichkeit zur Auswahl verschiedener Vorgehensweisen, Arbeitsmittel usw. erweitert werden. Die Mitwirkung an Verbesserungsmaßnahmen sichert eine hohe Akzeptanz der Standards und Arbeitsabläufe.
1.2.4 Die Arbeitsaufgabe beinhaltet in der Regel keine Entscheidungen, die die Arbeitsausführung oder die Arbeitsergebnisse beeinflussen.	Die Beschäftigten treffen selbst keine Entscheidungen. Vorsehen von Aufgaben, die Entscheidungen beinhalten und eine persönliche Entwicklung ermöglichen.	Es können Schulungsmaßnahmen durchgeführt werden, die den Beschäftigten zu einer weiterreichenden Übernahme von Verantwortung befähigen. Es kann die Möglichkeit eingeräumt werden, dass die Beschäftigten selbst optimale Bearbeitungswege wählen und dadurch die Ablauforganisation verbessern, z. B. durch Mitwirkung bei Verbesserungsaktivitäten. Inhaltliche Freiheitsgrade ermöglichen eine abwechslungsreiche Ausführung der Tätigkeit. Erweitern von ausführenden Tätigkeiten mit z. B. Prüftätigkeiten.
1.2.5 Die zur Verfügung stehende Arbeitszeit ist für das Arbeitspensum nicht ausreichend.	Aufgaben können in der zur Verfügung stehenden Zeit nicht erledigt werden. Überstunden fallen an. Zeitdruck ist ein Zeichen für unzureichende Planung. Erlebter Zeitdruck kann Ermüdung und das Entstehen von Stress begünstigen.	Puffer vorsehen. Aufgaben strukturieren.

Abb. 4.3 (Fortsetzung)

	Ausprägung		Kommentar/Begründung	Handlungsbedarf		Maßnahmenpriorität			Art der Maßnahme (S-T-O-P-V)
Item	eher ja	eher nein		eher ja	eher nein	A	B	C	
1.3.1 Die Arbeit besteht überwiegend aus einförmigen Verrichtungen.									
1.3.2 Die zu überwachenden Signale sind einförmig und rhythmisch.									
1.4.1 Die Beschäftigten müssen häufig Entscheidungen ohne aus-reichende Sachinformation treffen.									
1.4.2 Die rechtzeitige Beschaffung notwendiger Informationen bei Entscheidungen ist häufig nicht möglich.									
1.4.3 Die Informationsaufnahme am Arbeitsplatz ist erschwert.									

Abb. 4.3 (Fortsetzung)

Item	Beispiele/Erläuterungen	Gestaltungshinweise
1.3.1 Die Arbeit besteht überwiegend aus einförmigen Verrichtungen.	Es werden überwiegend Routineaufgaben bzw. sich ständig wiederholende Arbeitstätigkeiten ohne bewusstes Wahrnehmen, Denken und Planen ausgeführt. Es werden immer wieder gleiche oder ähnliche Tätigkeiten ausgeführt, die keine hohen Ansprüche an die Fähigkeiten zur Informationsaufnahme und -verarbeitung stellen. Die Kombination unterschiedlicher Tätigkeiten mit verschiedenen Anforderungen sollte angestrebt werden, um Monotonie oder Ermüdung vorzubeugen.	Ausdehnung des ursprünglichen Aufgabenumfanges durch Kombination von Tätigkeiten mit ähnlichem Anforderungsniveau (z. B. neben bohren auch entgraten, schleifen, sägen, abkanten) oder eine Aufgabenbereicherung z.B. durch Kontroll- und Montagetätigkeiten. Regelmäßiger Aufgabenwechsel anforderungsähnlicher Tätigkeiten zwischen verschiedenen Personen, z. B. statt nur drehen, erfolgt ein regelmäßiger Wechsel zwischen fräsen und drehen. Zu starke Aufgabenteilung zwischen den Beschäftigten reduzieren Möglichkeit der Aufgabenerweiterung (Jobenrichment, Jobenlargement) prüfen. Aufgabenwechsel (Jobrotation) ermöglichen.
1.3.2 Die zu überwachenden Signale sind einförmig und rhythmisch.	Dies betrifft vor allem Tätigkeiten in Leitständen. Die Signaldarstellung wirkt einschläfernd. Erfordert die Tätigkeit Daueraufmerksamkeit, so können einförmige und rhythmische Signale einschläfernd wirken und dazu führen, dass letztendlich die Entdeckung kritischer Signale unterbleibt.	Aufgabenbereicherung mit kognitiven Elementen. Sicherstellen angemessener Signalunterscheidbarkeit. Ergonomische Kriterien der Bildschirmgestaltung berücksichtigen.
1.4.1 Die Beschäftigten müssen häufig Entscheidungen ohne ausreichende Sachinformation treffen.	Es fehlen Arbeitsunterlagen, die Arbeitsunterlagen oder Arbeitsanweisungen sind mangelhaft oder unverständlich. Der Informationsfluss am und zum Arbeitsplatz und zu vor- und nachgelagerten Bereichen muss gewährleistet sein.	Die am Arbeitsplatz zur Verfügung gestellten Informationen müssen für den Beschäftigten verständlich sein. Informationsbedarf optimieren, z. B. erweitern oder reduzieren. Transparente Informationsflüsse schaffen, z. B. durch das Treffen von betrieblichen Regelungen: Wer muss an wen wann berichten?
1.4.2 Die rechtzeitige Beschaffung notwendiger Informationen bei Entscheidungen ist häufig nicht möglich.	Es fehlen entsprechende Anleitungen bzw. ausreichende Informationen. Notwendige Ansprechpartner sind nicht zu erreichen. Die Beschäftigten wissen nicht, wen sie ansprechen können. Ohne notwendige Informationen wird die Entscheidungsfindung erschwert bzw. unmöglich gemacht. Als Resultat können die Fehlerhäufigkeit zunehmen oder sich der Arbeitsprozess verlangsamen.	Die Arbeitsorganisation muss so gestaltet sein, dass Ansprechpartner bei zu treffenden Entscheidungen zumindest telefonisch erreichbar sind. Informationen abrufbar machen, z. B. technische Lösungen schaffen, aktuelle Informationen im Intranet bereitstellen.
1.4.3 Die Informationsaufnahme am Arbeitsplatz ist erschwert.	Die zur Erfüllung der Arbeitsaufgabe notwendigen Informationen sind nicht eindeutig wahrzunehmen. Zu viele und überflüssige Informationen erschweren die Informationsaufnahme. Wichtige Informationen und Anzeigen werden durch Gegenstände verdeckt oder können durch ungünstige Umgebungsbedingungen nicht unterschieden werden. Die Informationen sind mehrdeutig. Die für die Erfüllung der Arbeitsaufgabe notwendigen Informationen müssen eindeutig wahrzunehmen sein, da ansonsten Fehlhandlungen auftreten können, die nicht nur Sachmittel und wirtschaftliche Faktoren beeinträchtigen, sondern auch Gefahren für Personen darstellen können. Es sollten die Angemessenheit der Informationen und die Unterscheidbarkeit von Signalen gewährleistet sein sowie die Mehrdeutigkeit der Informationen vermieden werden.	Damit die Informationsaufnahme am Arbeitsplatz sinnvoll erfolgen kann, wurden in zahlreichen Verordnungen, Vorschriften und Regeln festgelegt, wie z. B. Beleuchtung und Lautstärke am Arbeitsplatz zu gestalten sind, um entsprechende Voraussetzungen zur Erledigung des Arbeitsauftrages zu haben. Auf diese Weise können Risiken für beeinträchtigende Beanspruchungsfolgen für die Beschäftigten abgebaut werden. Informationsdarstellung verbessern, z. B. Anzahl der Monitore reduzieren. Umgang mit digitalen Medien ändern, z. B. für E-Mails eingeschränkte Adresslisten einführen.

Abb. 4.3 (Fortsetzung)

	Ausprägung		Kommentar/Begründung	Handlungsbedarf		Maßnahmenpriorität			Art der Maßnahme (S-T-O-P-V)
Item	eher ja	eher nein		eher ja	eher nein	A	B	C	
1.4.4 Es gibt keine ausreichenden Rückmeldungen über Arbeitsabläufe bzw. Arbeitsergebnisse (durch technische Einrichtungen).									
1.4.5 Die Beschäftigten können anhand des Arbeitsergebnisses den Erfolg, d. h. die Qualität bzw. Quantität, ihrer Arbeit nicht erkennen.									
1.4.6 Die Beschäftigten erhalten zu wenige Informationen zu wichtigen Entwicklungen, die ihre Abteilung oder das Unternehmen betreffen.									
1.5.1 Die Beschäftigten haben eine hohe Verantwortung für Personen.									
1.5.2 Die Beschäftigten haben eine hohe Verantwortung für Sachwerte.									
1.5.3 Die Beschäftigten wissen nicht, was von ihnen erwartet wird.									

Abb. 4.3 (Fortsetzung)

Item	Beispiele/Erläuterungen	Gestaltungshinweise
1.4.4 Es gibt keine ausreichenden Rückmeldungen über Arbeitsabläufe bzw. Arbeitsergebnisse (durch technische Einrichtungen).	Die Beschäftigten erhalten keine Rückmeldungen, da ihr Arbeitsergebnis von einer internen oder externen Qualitätskontrolle geprüft wird und keine Rückmeldung an den Stelleninhaber erfolgt. Rückmeldungen sind nicht zeitnah, ausreichend oder informativ. Die verwendeten technischen Systeme bieten keine Rückmeldung oder die gegebene Rückmeldung kann von den Beschäftigten nicht verwertet werden. Für eine kontinuierliche fehlerfreie Arbeit benötigen die Beschäftigten regelmäßige Rückmeldungen zu Arbeitsergebnissen.	Rückmeldungen sollten möglichst zeitnah und ausreichend detailliert sein. Prüfsysteme an Anlagen einrichten.
1.4.5 Die Beschäftigten können anhand des Arbeitsergebnisses den Erfolg, d. h. die Qualität bzw. Quantität, ihrer Arbeit nicht erkennen.	Die Beschäftigten erhalten keine Rückmeldungen bzgl. ihrer Arbeit, z. B. weder von Führungskräften noch von Qualitätsverantwortlichen. Die Beschäftigten können nicht eigenständig die Qualität der eigenen Arbeit beurteilen, da sie nicht über das entsprechende Wissen verfügen. Für eine kontinuierliche fehlerfreie Arbeit und zur Erhaltung der Motivation benötigen die Beschäftigten regelmäßige Rückmeldungen, d. h. Anerkennung und/oder Kritik an ihren Arbeitsergebnissen.	Rückmeldungen zu den Arbeitsergebnissen sollten möglichst zeitnah, ausreichend detailliert, immer konstruktiv sein. Beschäftigte hinsichtlich selbstständiger Fehlerekennung qualifizieren. Informationen abrufbar machen, z. B. technische Lösungen schaffen, aktuelle Informationen im Intranet. Informationsbedarf optimieren, z. B. erweitern oder reduzieren. Informationsdarstellung verbessern, z. B. Anzahl der Monitore reduzieren.
1.4.6 Die Beschäftigten erhalten zu wenige Informationen zu wichtigen Entwicklungen, die ihre Abteilung oder das Unternehmen betreffen.	Schwarze Bretter, Informationspools und andere Instrumente der Mitarbeiterinformation sind nicht vorhanden oder werden nicht aktualisiert. Die Beschäftigten sollten über wichtige Entscheidungen und Entwicklungen, die das Unternehmen betreffen, ausreichend informiert werden, da dort, wo Informationen fehlen, sehr leicht Gerüchte und Mutmaßungen entstehen können.	Informationen können z. B. durch Betriebszeitungen, Aushänge am Schwarzen Brett, Intranet oder durch Informationsinseln verbreitet werden. Die Informationen sollten für die Beschäftigten verständlich dargestellt werden.
1.5.1 Die Beschäftigten haben eine hohe Verantwortung für Personen.	Falsche Entscheidungen oder Handlungen haben unmittelbare und schwere negative Auswirkungen auf Menschen, Umwelt und/oder Material. Die möglichen Auswirkungen eines fehlerhaften menschlichen Verhaltens sollten auf ein Minimum reduziert werden.	Bei zu hoher Verantwortung: Qualifikation anpassen und/oder Verantwortung spezifizieren und kleinere Verantwortungsbereiche schaffen, die dann von unterschiedlichen Personen getragen werden. Soziale Unterstützung ermöglichen.
1.5.2 Die Beschäftigten haben eine hohe Verantwortung für Sachwerte.	Falsche Entscheidungen oder Handlungen haben unmittelbare und schwere negative Auswirkungen auf Menschen, Umwelt und/oder Material. Die möglichen Auswirkungen eines fehlerhaften menschlichen Verhaltens sollten auf ein Minimum reduziert werden.	Bei technischen Arbeitsmitteln können z. B. Sicherheitsbarrieren oder Bestätigungsaufforderungen installiert werden. Systematische Personalentwicklung umsetzen.
1.5.3 Die Beschäftigten wissen nicht, was von ihnen erwartet wird.	Die Aufgaben und verantwortlichkeiten im Team sind nicht so klar definiert, dass die Beschäftigten genau wissen, was von ihnen erwartet wird. Damit Beschäftigte ihre Arbeitsaufträge erledigen können, ist es wichtig, diese zu beschreiben. Ferner sind regelmäßige Rückmeldungen sinnvoll.	Bei unklarer Verantwortung: Transparenz schaffen, z. B. Rollen und Verantwortlichkeiten klären. Stellen- bzw. Tätigkeitsbeschreibungen erstellen bzw. überprüfen.

Abb. 4.3 (Fortsetzung)

	Ausprägung		Kommentar/Begründung	Handlungsbedarf		Maßnahmenpriorität			Art der Maßnahme (S-T-O-P-V)
Item	eher ja	eher nein		eher ja	eher nein	A	B	C	
1.6.1 Die Qualifikation der Beschäftigten ist der Tätigkeit nicht angemessen.									
1.6.2 Die Beschäftigten sind nicht ausreichend in die Tätigkeit eingewiesen bzw. eingearbeitet worden.									
1.6.3 Wenn Änderungen in der Tätigkeit erforderlich sind, wird nicht ausreichend Möglichkeit zur Weiterbildung gegeben.									
1.7.1 Die Tätigkeit erfordert das ständige Eingehen auf die Bedürfnisse anderer Menschen (z. B. Kunden, Mitarbeiter).									
1.7.2 Die Tätigkeit erfordert das ständige Zeigen geforderter Emotionen (Gefühle), unabhängig vom eigenen Empfinden.									
1.7.3 Gewaltandrohung durch andere Personen (Kunden, Patienten) kommt vor.									

Abb. 4.3 (Fortsetzung)

Item	Beispiele/Erläuterungen	Gestaltungshinweise
1.6.1 Die Qualifikation der Beschäftigten ist der Tätigkeit nicht angemessen.	Um Unter- oder Überforderung zu vermeiden, sind Beschäftigte fähigkeitsgerecht einzusetzen.	Einarbeitung gewährleisten. Systematische Personalentwicklung: Fort-und Weiterbildung individuell planen, insbesondere vor bekannten Veränderungen. Bei Überqualifikation: Zielorientierte Personalauswahl vornehmen: Anforderungsprofil einer Tätigkeit (die richtige Frau, der richtige Mann am richtigen Ort), höherwertige Aufgaben übertragen.
1.6.2 Die Beschäftigten sind nicht ausreichend in die Tätigkeit eingewiesen bzw. eingearbeitet worden.	Mangelnde Einarbeitung kann zu Störungen im Prozess, zu Fehlern und Unfällen führen.	Bei nicht ausreichender Qualifikation: Wiederholen der Tätigkeit zum Erwerb der fehlenden Qualifikation. Einarbeitung gewährleisten. Systematische Personalentwicklung: Fort-und Weiterbildung individuell planen, insbesondere vor bekannten Veränderungen.
1.6.3 Wenn Änderungen in der Tätigkeit erforderlich sind, wird nicht ausreichend Möglichkeit zur Weiterbildung gegeben.	Bei Änderungen der Arbeitsaufgabe sollte geprüft werden, ob die vorgesehenen Beschäftigten die notwendigen Qualifikationen aufweisen. Ansonsten kann es zu Störungen im Prozess, zu Fehlern und ggf. auch zu Unfällen kommen.	Einarbeitung gewährleisten. Regelmäßige Unterweisungen durchführen. Systematische Personalentwicklung: Fort-und Weiterbildung individuell planen, insbesondere vor bekannten Veränderungen.
1.7.1 Die Tätigkeit erfordert das ständige Eingehen auf die Bedürfnisse anderer Menschen (z. B. Kunden, Mitarbeiter).	Auf die Bedürfnisse anderer Menschen müssen beispielsweise auch Führungskräfte eingehen.	Supervisions- und/oder Coaching-Angebote schaffen, Gruppengespräche führen.
1.7.2 Die Tätigkeit erfordert das ständige Zeigen geforderter Emotionen (Gefühle), unabhängig vom eigenen Empfinden.	Dies kann z. B. der Fall sein im Dienstleistungsbereich, bei Flugbegleiter, bei Mitarbeiter in Servicebereichen der Gastronomie, aber auch z. B. im Callcenter.	Arbeitsplatzwechsel oder Mischtätigkeiten ermöglichen, die einen Wechsel zu Anforderungen ohne Emotionsarbeit ermöglichen.
1.7.3 Gewaltandrohung durch andere Personen (Kunden, Patienten) kommt vor.	Beispiele sind Überfälle in Geschäften oder Banken. Pflegepersonal wird durch Patienten bedroht.	Soziale Unterstützung ermöglichen, z. B. bei Bedarf Hilfe holen können. Soziale und kommunikative Kompetenzen erweitern, z. B. mit Deeskalationstrainings. Notfallrufsystem installieren.

Abb. 4.3 (Fortsetzung)

	Ausprägung		Kommentar/Begründung	Handlungsbedarf		Maßnahmenpriorität			Art der Maßnahme (S-T-O-P-V)
Item	eher ja	eher nein		eher ja	eher nein	A	B	C	
2.1.1 Es herrschen lange Arbeitszeiten vor (über 8 Stunden).									
2.1.2 Es liegen wechselnde Arbeitszeiten vor.									
2.1.3 Es fallen umfangreiche Überstunden an.									
2.1.4 Die Arbeit erfolgt auf Abruf.									
2.1.5 Die Beschäftigten haben Rufbereitschaft.									
2.1.6 Die Beschäftigten haben keinen Einfluss auf die Gestaltung der Arbeitszeit.									

Abb. 4.4 Checkliste 2

Item	Beispiele/Erläuterungen	Gestaltungshinweise
2.1.1 Es herrschen lange Arbeitszeiten vor (über 8 Stunden).	Dauerhafte Arbeitszeiten von mehr als 8 Stunden sollten vermieden werden, da die Wahrscheinlichkeit für Unfälle und Fehlleistungen mit zunehmender Arbeitszeit ansteigen kann.	Ausgleichszeiten vorsehen. Für ausreichende Ruhe- und Erholungszeiten (siehe Arbeitszeitgesetz) sorgen. Personalbedarf prüfen.
2.1.2 Es liegen wechselnde Arbeitszeiten vor.	Wechselnde Arbeitszeiten sollten, wenn sie nicht zu vermeiden sind, mit ausreichendem zeitlichem Vorlauf angekündigt werden.	Ausgleichszeiten vorsehen. Für ausreichende Ruhe- und Erholungszeiten (siehe Arbeitszeitgesetz) sorgen.
2.1.3 Es fallen umfangreiche Überstunden an.	Umfangreiche Überstunden oder telefonische Erreichbarkeit außerhalb der Arbeitszeit sind notwendig, um die Arbeit zu erledigen. Regelmäßige umfangreiche Überstunden sind ein Hinweis auf mögliche Planungsmängel bzw. auf eine nicht optimal gestaltete Arbeitsorganisation.	Für ausreichende Ruhe- und Erholungszeiten (siehe Arbeitszeitgesetz) sorgen. Personalbedarf prüfen. Verteilung von Aufgaben optimieren. Störungen bei der Arbeit verhindern. Informationen klar und direkt zugänglich gestalten. Möglichkeiten zur Priorisierung, Delegation prüfen.
2.1.4 Die Arbeit erfolgt auf Abruf.	Zum Beispiel im Rahmen einer kapazitätsorientierten variablen Arbeitszeit arbeiten Beschäftigte nur, wenn Arbeit für sie anfällt. Vereinbart werden müssen z. B. eine tägliche und wöchentliche Mindestarbeitszeit und eine Ankündigungsfrist pro Einsatz, die mindestens vier Tage betragen muss. Eine kürzere Frist ist nur möglich, wenn der Beschäftigte einverstanden ist, auf freiwilliger Basis die Arbeit zu leisten. Tarifverträge bieten entsprechende Öffnungsklauseln.	Arbeit auf Abruf ist entsprechend gesetzlicher oder tarifvertraglicher Regelungen zu gestalten.
2.1.5 Die Beschäftigten haben Rufbereitschaft.	Rufbereitschaft bedeutet, dass Beschäftigte an einem selbstbestimmten Ort zu einem vereinbarten Zeitpunkt, der außerhalb der regulären Arbeitszeit liegt, für den Arbeitgeber auf Abruf zur Verfügung stehen, um ggf. zusätzliche Arbeitsleistungen zu erbringen. Das Wesentliche dabei ist, dass sich betroffene Beschäftigte nicht an einem vom Arbeitgeber definierten Ort aufhalten, sondern in der Zeit der Rufbereitschaft ihren Aufenthaltsort selbst bestimmen. Von dort aus muss der Arbeitsort in angemessener Zeit erreicht werden. Dabei gilt die Rufbereitschaft an sich als Ruhezeit im arbeitszeitrechtlichen Sinne und wird erst dann als Arbeitszeit bewertet, wenn der Beschäftigte seine Arbeitsleistung erbringt. Durch den Arbeitsabruf wird die Ruhezeit unterbrochen.	Einhaltung der im Arbeitszeitgesetz vorgegebenen Grenzen der Höchstarbeitszeit, Pausenregelungen sowie der Ruhezeiten. Rufbereitschaft zu ungünstigen Zeiten auf möglichst mehrere Beschäftigte gleichmäßig verteilen, sodass die Belastung für den Einzelnen gesenkt wird. Tausch bzw. Weitergabe von Rufbereitschaft zwischen den Beschäftigten erlauben. Beschäftigten ermöglichen, sich aus gesundheitlichen oder persönlichen Gründen vorübergehend von der Rufbereitschaft befreien zu lassen. Langfristige Planung von Rufbereitschaft, damit die Beschäftigten ihre Arbeits- und Freizeit planen können. Bei der Planung die Beschäftigten mitwirken lassen.
2.1.6 Die Beschäftigten haben keinen Einfluss auf die Gestaltung der Arbeitszeit.	Wenn Beschäftigte Einfluss auf die Gestaltung der eigenen Arbeitszeit haben, kann dies die Vereinbarkeit von Beruf und Privatleben erleichtern und einen Beitrag zum Erhalt der Leistungsfähigkeit leisten.	Einfluss auf die Arbeitszeitgestaltung gewähren, wie z. B. gesundheitsförderliche Dienstplangestaltung vornehmen. Arbeitswissenschaftliche Empfehlungen bei der Arbeitszeitgestaltung beachten.

Abb. 4.4 (Fortsetzung)

	Ausprägung		Kommentar/Begründung	Handlungsbedarf		Maßnahmenpriorität			Art der Maßnahme (S-T-O-P-V)
Item	eher ja	eher nein		eher ja	eher nein	A	B	C	
2.1.7 Die Beschäftigten können ihre Pausen nicht ohne Störungen durch die Arbeit einnehmen.									
2.1.8 Die Pausenzeiten sind an feste Zeiten gebunden bzw. können nicht frei gestaltet werden.									
2.1.9 Schichtveränderungen kommen sehr häufig vor.									
2.1.10 Die Schichtarbeit ist nicht nach ergonomisch günstigen Kriterien gestaltet.									
2.2.1 Wichtige Entscheidungen sind häufig unter Zeitdruck zu treffen.									
2.2.2 Die Durchführung der Tätigkeit erfolgt unter Zeitdruck.									

Abb. 4.4 (Fortsetzung)

Item	Beispiele/Erläuterungen	Gestaltungshinweise
2.1.7 Die Beschäftigten können ihre Pausen nicht ohne Störungen durch die Arbeit einnehmen.	Pausen sind wichtig, um die Leistungsfähigkeit zu erhalten. Daher sollten sie störungsfrei genommen werden können.	Springertätigkeit, z. B. im wöchentlichen Wechsel, einführen, sodass jeweils ein Beschäftigter z. B. das Telefon bedient und die Kollegen ihre Pause ungestört nehmen können.
2.1.8 Die Pausenzeiten sind an feste Zeiten gebunden bzw. können nicht frei gestaltet werden.	Idealerweise bestimmen die Beschäftigten selbst, wann sie ihre Pausen nehmen.	Eine individuelle Festlegung des Zeitpunkts der Pausen durch die Beschäftigten selbst ist anzustreben.
2.1.9 Schichtveränderungen kommen sehr häufig vor.	Schichtveränderungen, besonders kurzfristige, sollten vermieden werden, da sie die Planbarkeit bzw. die Vereinbarkeit von Beruf und Privatleben erschweren.	Arbeitswissenschaftliche Empfehlungen bei der Schichtplangestaltung beachten.
2.1.10 Die Schichtarbeit ist nicht nach ergonomisch günstigen Kriterien gestaltet.	Die Schichten sind z. B. nicht vorwärtsrollierend ausgelegt, es gibt mehr als drei aufeinanderfolgende Nachtschichten.	Arbeitswissenschaftliche Empfehlungen bei der Schichtplangestaltung beachten.
2.2.1 Wichtige Entscheidungen sind häufig unter Zeitdruck zu treffen.	Die Zeitpunkte wichtiger Entscheidungen/Tätigkeiten sollten vorhersehbar sein und Hinweise darauf rechtzeitig und genau erfolgen, damit ein angemessener Spielraum für eigenständiges und zielgerichtetes Handeln besteht. Das Erleben von Zeitdruck ist ein Hinweis auf mögliche Planungsmängel bzw. auf eine nicht optimal gestaltete Arbeitsorganisation.	Die Notwendigkeit, eine wichtige Entscheidung/Tätigkeit treffen bzw. ausführen zu müssen, kann z. B. durch technische Hilfsmittel, wie akustische und/oder visuelle Signale zur Ankündigung von Operationen an Maschinen, angezeigt werden. Auf organisatorischer Ebene bestehen die folgenden Möglichkeiten: ■ die Verteilung von Aufgaben optimieren ■ klare Festlegung von Verantwortlichkeiten ■ Störungen bei der Arbeit verhindern ■ Informationen klar und direkt zugänglich gestalten
2.2.2 Die Durchführung der Tätigkeit erfolgt unter Zeitdruck.	Wird Zeitdruck erlebt, so stimmt die Passung zwischen Arbeitsvolumen und zur Verfügung stehender Zeit nicht. Ungünstige Faktoren sind ein erhöhtes Arbeitspensum, Terminüberschneidungen, häufige zusätzliche Arbeitsaufgaben sowie eine zu hohe Aufgabenkomplexität.	Arbeitsmenge überprüfen und gegebenenfalls reduzieren. Inhaltliche und zeitliche Freiheitsgrade schaffen. Technische Hilfe vorsehen. Störungsfreie Arbeitszeiten einrichten, z. B. feste Besuchs- oder Beratungszeiten. Vorbereitende Instandhaltung durchführen. Möglichkeiten zur Priorisierung, Delegation prüfen. Zeitpuffer einplanen.

Abb. 4.4 (Fortsetzung)

	Ausprägung		Kommentar/Begründung	Handlungsbedarf		Maßnahmenpriorität			Art der Maßnahme (S-T-O-P-V)
Item	eher ja	eher nein		eher ja	eher nein	A	B	C	
2.2.3 Bei der Arbeit treten Störungen (z. B. durch technische Probleme, Telefonate, Kollegen/Führungskräfte) auf, die den Arbeitsablauf unterbrechen.									
2.2.4 Die Beschäftigten haben keine Möglichkeit, sich bei Bedarf kurzzeitig vom Arbeitsplatz zu entfernen.									
2.2.5 Die Arbeit ist zwangsgetaktet und lässt keine zeitlichen Freiheitsgrade für den Beschäftigten zu.									
2.2.6 Die Arbeitsprozesse sind ungenügend strukturiert und erfordern daher unnötigen Aufwand.									
2.2.7 Die Arbeitsprozesse sind nicht transparent bzw. nicht bekannt.									

Abb. 4.4 (Fortsetzung)

Item	Beispiele/Erläuterungen	Gestaltungshinweise
2.2.3 Bei der Arbeit treten Störungen (z. B. durch technische Probleme, Telefonate, Kollegen/Führungskräfte) auf, die den Arbeitsablauf unterbrechen.	Es treten unvorhersehbare Störungen auf, wie z. B. technische Probleme, Telefonate, Kollegen/Führungskräfte, die die Arbeit unterbrechen und/oder neue Handlungserfordernisse auslösen. Der Beschäftigte wird häufig gestört und abgelenkt. Häufige Unterbrechungen/Störungen der Arbeitstätigkeit sollten vermieden werden, da sie nicht nur den Arbeitsfluss unterbrechen, sondern auch immer wieder ein neues »Eindenken« in den Arbeitsprozess erfordern. Dies ist letztendlich unproduktiv und kann die Qualität des Arbeitsergebnisses negativ beeinflussen.	Zur Vermeidung technischer Störungen kann z. B. eine vorbeugende Instandhaltung (TPM) eingeführt werden. Geregelte Ansprechzeiten einführen. Notwendige und vorhersehbare Abstimmungen und Koordinationsgespräche sollten zeitlich zu geregelten und terminierten Besprechungen zusammengefasst werden. Es sollten regelmäßige Unterweisungen zum Verhalten in Störungssituationen durchgeführt werden.
2.2.4 Die Beschäftigten haben keine Möglichkeit, sich bei Bedarf kurzzeitig vom Arbeitsplatz zu entfernen.	Der Beschäftigte ist an seinem Arbeitsplatz örtlich und zeitlich gebunden und kann sich daher nicht entfernen. Die Arbeitstätigkeit besitzt zeitlich sehr enge Vorgaben oder eine starke Taktbindung, wodurch die Arbeitstätigkeit nicht unterbrochen werden kann. Der Beschäftigte kann sich an seinem Arbeitsplatz durch Kollegen bzw. einen Springer vertreten lassen. Die Verteilung der Arbeitsunterbrechungen über den Arbeitstag sollte so geschehen, dass der Arbeitsrhythmus sowie Arbeitsinhalte und Arbeitsablauf nicht beeinträchtigt werden. Arbeitsunterbrechungen und Pausen wirken einem Nachlassen der optimalen Leistungsfähigkeit, Qualitätsmängeln durch Ermüdung entgegen.	Aufgabenverteilung derart gestalten, z. B. durch Vertreter bzw. Springer, dass ein kurzzeitiges Entfernen möglich ist. Kurzpausen können nach längerer Tätigkeitsdauer die Belastung vermindern. Mehrmalige kurze Unterbrechungen nach kurzen Arbeitsabschnitten sind für die Erholung des Beschäftigten sinnvoller als wenige lange Unterbrechungen nach längeren Arbeitsabschnitten. Eine individuelle Festlegung des Zeitpunkts der Arbeitsunterbrechungen durch die Beschäftigten selbst ist anzustreben.
2.2.5 Die Arbeit ist zwangsgetaktet und lässt keine zeitlichen Freiheitsgrade für den Beschäftigten zu.	Es besteht eine eingeschränkte Auswahl bei der Ab- und Reihenfolge von Teiltätigkeiten. Zeitlich eingeengte Handlungsspielräume lassen sich z. B. durch einen geringen Variantenreichtum bei der Ausführung der Arbeit beschreiben.	Zeitpuffer vorsehen oder zeitliche Strukturierung des Arbeitsablaufs durch Arbeitsunterbrechungen/Pausen ermöglichen.
2.2.6 Die Arbeitsprozesse sind ungenügend strukturiert und erfordern daher unnötigen Aufwand.	Unzureichend strukturierte Arbeitsprozesse können zu Produktivitäts- und Motivationsverlusten führen.	Die hinterlegten Arbeitsprozesse werden überarbeitet bzw. bei fehlender Beschreibung erstellt. Das Einrichten eines KVP zu dem Thema ist sinnvoll. Alle Prozessbeteiligten sollten einbezogen werden.
2.2.7 Die Arbeitsprozesse sind nicht transparent bzw. nicht bekannt.	Jeder Beschäftigte muss die für ihn relevanten Arbeitsprozesse kennen. Dies ist sowohl für effektives Arbeiten als auch für die Identifizierung der Beschäftigten mit ihrer Tätigkeit und dem Unternehmen wichtig. Unklare/unbekannte Arbeitsprozesse deuten auf eine nicht optimal gestaltete Arbeitsorganisation hin.	In Teambesprechungen können Arbeitsprozesse besprochen werden. Prozessplan erstellen mit Festlegung der Verantwortlichen und Klären von Schnittstellen im Betrieb.

Abb. 4.4 (Fortsetzung)

	Ausprägung		Kommentar/Begründung	Handlungsbedarf		Maßnahmenpriorität			Art der Maßnahme (S-T-O-P-V)
Item	eher ja	eher nein		eher ja	eher nein	A	B	C	
2.3.1 In unerwarteten Situationen oder bei schwierigen Entscheidungen haben die Beschäftigten keine Gelegenheit, sich unmittelbar/kurzfristig mit Kollegen zu beraten.									
2.3.2 Es existieren gegenläufige Anforderungen der Arbeitsaufgabe (z. B. Konflikte zwischen Termineinhaltung und Qualität), die von den Beschäftigten nicht in Einklang zu bringen sind.									
2.3.3 Die Arbeit ist kooperationslos und auch bei Arbeitsunterbrechungen, z. B. in Pausen, besteht in der Regel nicht die Möglichkeit, sich mit Kollegen/Führungskräften zu unterhalten.									
2.3.4 Die Beschäftigten arbeiten überwiegend alleine und können sich bei Bedarf nicht mit Führungskräften und anderen Mitarbeitern über die Arbeit austauschen.									

Abb. 4.4 (Fortsetzung)

Item	Beispiele/Erläuterungen	Gestaltungshinweise
2.3.1 In unerwarteten Situationen oder bei schwierigen Entscheidungen haben die Beschäftigten keine Gelegenheit, sich unmittelbar/kurzfristig mit Kollegen zu beraten.	Einzelarbeitsplätze oder eine starke zeitliche/örtliche Bindung an den Arbeitsplatz können die Kommunikation beeinträchtigen. Es stehen z. B. kein Telefon, Ansprechpartner oder Informationssystem zur Verfügung. Wenn Beschäftigte Entscheidungen unter unzureichenden organisatorischen und technischen Voraussetzungen treffen müssen, deutet dies auf eine unzureichende Arbeitsorganisation hin.	Die Arbeitsorganisation muss so gestaltet werden, dass Beschäftigte grundsätzlich die Möglichkeit haben, klare und direkte Informationen zu ihrer Tätigkeit zu erhalten. Dies kann z. B. mittels technischer Lösungen, d. h. Telefone, Informationssysteme usw., oder aber durch eine entsprechende Organisationsgestaltung erfolgen, die gewährleistet, dass immer eine Person als Ansprechpartner zur Verfügung steht.
2.3.2 Es existieren gegenläufige Anforderungen der Arbeitsaufgabe (z. B. Konflikte zwischen Termineinhaltung und Qualität), die von den Beschäftigten nicht in Einklang zu bringen sind.	Kompetenzen und Verantwortlichkeiten sind nicht klar abgegrenzt oder überschneiden sich. Konflikte zwischen Termineinhaltung und Qulaität führen zu unklaren Prioritäten. Es fehlen dem Beschäftigten die notwendigen Kompetenzen und Mittel, um die übertragenen Aufgaben alleine zu erfüllen bzw. kritische Entscheidungen zu treffen. Der Beschäftigte muss Arbeitsanforderungen eindeutig interpretieren können, was bedeutet, dass Anforderungen und Ziele klar festgelegt und spezifiziert werden müssen. Im Unternehmen müssen klare Zielhierarchien existieren, die dem Beschäftigten bekannt sind.	Unterstellungen unter mehrere Führungskräfte sollten vermieden werden. Bei fehlender Übereinstimmung von disziplinarischer und fachlicher Unterstellung (z. B. im Rahmen von Projekten) müssen Prioritäten hinsichtlich Arbeitsfolge und Zielstellungen festgelegt werden. Zielsysteme können helfen, bei gegenläufigen Anforderungen klare Handlungsziele zu verfolgen.
2.3.3. Die Arbeit ist kooperationslos und auch bei Arbeitsunterbrechungen, z. B. in Pausen, besteht in der Regel nicht die Möglichkeit, sich mit Kollegen/Führungskräften zu unterhalten.	Pausen werden alleine am Einzelarbeitsplatz genommen. Einzelarbeitsplätze und Arbeitsplätze befinden sich in isolierten Räumen. Es besteht eine hohe Bindung an einen Arbeitstakt bzw. -platz. Der Arbeitsplatz weist eine hohe Lautstärke auf. Bei der Gestaltung effektiver Arbeitsbedingungen sollte den Kooperations- und Kommunikationsmöglichkeiten Beachtung geschenkt werden, da sie ein soziales Grundbedürfnis des Menschen sind. Pausenräume sollten so gestaltet sein, dass sie von mehreren Beschäftigten genutzt werden können. Ohne Kooperations- und Kommunikationsmöglichkeiten ist auch keine soziale Unterstützung bei schwierigen Entscheidungen möglich.	Abhilfe kann z. B. ein Pausenraum schaffen, der in räumlicher Nähe liegt und von mehreren Beschäftigten genutzt werden kann. Ausreichende Kommunikation kann z. B. durch kooperative Arbeitsstrukturen, Vermeidung von Einzelarbeitsplätzen und Arbeitsplätzen in isolierten Räumen erzielt werden.
2.3.4 Die Beschäftigten arbeiten überwiegend alleine und können sich bei Bedarf nicht mit Führungskräften und anderen Mitarbeitern über die Arbeit austauschen.	Unzureichende Kommunikation kann z. B. durch Einzelarbeitsplätze und Arbeitsplätze in isolierten Räumen entstehen. Ungünstig ist es auch, wenn hauptsächlich indirekte Kommunikation stattfindet (nur schriftlich oder über elektronische Medien). Bei der Gestaltung effektiver Arbeitsbedingungen sollte den Kooperations- und Kommunikationsmöglichkeiten besondere Beachtung geschenkt werden, da sie ein soziales Grundbedürfnis des Menschen sind. Ohne Kooperations- und Kommunikationsmöglichkeiten ist auch keine soziale Unterstützung bei schwierigen Entscheidungen möglich. »Überwiegend« kann als Zeitanteil von 80 % und mehr verstanden werden.	Einzelarbeitsplätze vermeiden. Regelmäßige Möglichkeiten zum direkten Austausch bieten.

Abb. 4.4 (Fortsetzung)

	Ausprägung		Kommentar/Begründung	Handlungsbedarf		Maßnahmenpriorität			Art der Maßnahme (S-T-O-P-V)
Item	eher ja	eher nein		eher ja	eher nein	A	B	C	
2.3.5 Die Zusammenarbeit zwischen den unterschiedlichen Teams/Abteilungen im Hause erfolgt nicht wie vorgesehen (Informationsflüsse, Verständigung).									
2.3.6 Die Kommunikation ist durch unzureichende Sprachkenntnisse der Gesprächspartner deutlich erschwert.									

Abb. 4.4 (Fortsetzung)

Item	Beispiele/Erläuterungen	Gestaltungshinweise
2.3.5 Die Zusammenarbeit zwischen den unterschiedlichen Teams/Abteilungen im Hause erfolgt nicht wie vorgesehen (Informationsflüsse, Verständigung).	Absprachen werden nicht eingehalten. Es gibt keine Regelungen zwischen den Abteilungen zur Kommunikation. Fehlende/unklare Absprachen deuten auf eine nicht optimal gestaltete Arbeitsorganisation hin und können zu Reibungsverlusten führen. Dies ist besonders dann kritisch, wenn die Erfüllung der eigenen Arbeitsaufgabe von der Arbeit anderer Kollegen abhängt.	Kommunikationsregeln und -strukturen schaffen, Abstimmung ermöglichen. Regelmäßige Gruppen- oder Teambesprechungen durchführen. Kommunikations- und Kooperationsmöglichkeiten und -erfordernisse erweitern.
2.3.6 Die Kommunikation ist durch unzureichende Sprachkenntnisse der Gesprächspartner deutlich erschwert.	Es gibt Beschäftigte und/oder Kunden mit unzureichenden Sprachkenntnissen.	Ggf. Sprachkenntnisse ausbauen. Für bestimmte Themen bieten sich Visualisierungshilfen an.

Abb. 4.4 (Fortsetzung)

	Ausprägung		Kommentar/Begründung	Handlungsbedarf		Maßnahmenpriorität			Art der Maßnahme (S-T-O-P-V)
Item	eher ja	eher nein		eher ja	eher nein	A	B	C	
3.1.1 Es gibt häufig Spannungen am Arbeitsplatz.									
3.1.2 Die Beschäftigten unterstützen sich nicht gegenseitig bei Problemen oder Schwierigkeiten.									
3.1.3 Es gibt häufig Konflikte am Arbeitsplatz.									
3.2.1 In unerwarteten Situationen oder bei schwierigen Entscheidungen haben die Beschäftigten keine Gelegenheit, sich unmittelbar/kurzfristig mit Führungskräften zu beraten.									
3.2.2 Es gibt keine ausreichenden Rückmeldungen über Arbeitsabläufe und -ergebnisse durch die Führungskraft.									

Abb. 4.5 Checkliste 3

Item	Beispiele/Erläuterungen	Gestaltungshinweise
3.1.1 Es gibt häufig Spannungen am Arbeitsplatz.	Soziale Unterstützung unter Kollegen kann sich positiv auf das psychische Wohlbefinden auswirken. Generell ist ein Arbeitsklima anzustreben, das durch gegenseitige Wertschätzung und Unterstützung geprägt ist	Klärungsgespräche anbieten, ggf. moderierte Workshops durchführen. Regelmäßige Teambesprechungen, die Förderung offener Kommunikation und Konfliktbewältigung sowie das gemensame Erarbeiten von Leitlinien für eine gute Zusammenarbeit helfen. (Hinweis: Zu klären ist, ob persönliche, arbeitsorganisatorische, interkulturelle etc. Probleme zugrunde liegen).
3.1.2 Die Beschäftigten unterstützen sich nicht gegenseitig bei Problemen oder Schwierigkeiten.	Die soziale Unterstützung von Kollegen fehlt. Soziale Unterstützung unter Kollegen kann sich positiv auf das psychische Wohlbefinden auswirken. Generell ist ein Arbeitsklima anzustreben, das durch gegenseitige Wertschätzung und Unterstützung geprägt ist. Ausgeprägtes Konkurrenz- und Wettbewerbsdenken können dazu beitragen, dass gegenseitige Unterstützung ausbleibt.	Regelmäßige Teambesprechungen, die Förderung offener Kommunikation und Konfliktbewältigung sowe das gemeinsame Erarbeiten von Leitlinien für eine gute Zusammenarbeit helfen.
3.1.3 Es gibt häufig Konflikte am Arbeitsplatz.	Es bestehen häufig Konflikte zwischen den Kollegen/ zu den Schnittstellenpartnern. Konflikte können zu Produktivitäts- und Leistungseinbußen bzw. allgemein zu Unzufriedenheit beitragen.	Klärungsgespräche anbieten, ggf. moderierte Workshops durchführen. Regelmäßige Teambesprechungen, die Förderung offener Kommunikation und Konfliktbewältigung sowie das gemeinsame Erarbeiten von Leitlinien für eine gute Zusammenarbeit helfen. (Hinweis: Zu klären ist, ob persönliche, arbeitsorganisatorische, interkulturelle etc. Probleme zugrunde liegen).
3.2.1 In unerwarteten Situationen oder bei schwierigen Entscheidungen haben die Beschäftigten keine Gelegenheit, sich unmittelbar/ kurzfristig mit Führungskräften zu beraten.	Einzelarbeitsplätze oder eine starke zeitliche/örtliche Bindung an den Arbeitsplatz können die Kommunikation beeinträchtigen. Es stehen z. B. kein Telefon, Ansprechpartner oder Informationssystem zur Verfügung. Wenn Beschäftigte Entscheidungen unter unzureichenden organisatorischen und technischen Voraussetzungen treffen müssen, deutet dies auf eine unzureichende Arbeitsorganisation hin.	Die Arbeitsorganisation muss so gestaltet werden, dass Beschäftigte grundsätzlich die Möglichkeit haben, klare und direkte Informationen zu ihrer Tätigkeit zu erhalten. Dies kann z. B. mittels technischer Lösungen, d. h. Telefone, Informationssysteme usw. oder aber durch eine entsprechende Organisationsgestaltung erfolgen, die gewährleistet, dass immer eine Person als Ansprechpartner zur Verfügung steht.
3.2.2 Es gibt keine ausreichenden Rückmeldungen über Arbeitsabläufe und -ergebnisse durch die Führungskraft.	Die Beschäftigten erhalten keine Rückmeldungen bzgl ihrer Arbeit, z. B. weder von Führungskräften noch von Qualitätsverantwortlichen. Für eine kontinuierliche fehlerfreie Arbeit benötigen die Beschäftigten regelmäßige Rückmeldungen, d. h. Anerkennung und/oder Kritik an ihren Arbeitsergebnissen.	Führungskräften können Schulungen zu dem Thema angeboten werden. Zu große Führungsspannen vermeiden. Rückmeldungen zu den Arbeitsergebnissen sollten möglichst zeitnah, ausreichend detailliert, immer konstruktiv und ggf. auch vertraulich sein. Rückmeldungen können sowohl durch Arbeitskollegen, z. B. aus den Bereichen Arbeitsschutz oder Qualität, und/oder Vorgesetzte gegeben werden. Es sollten regelmäßige Besprechungen/Mitarbeitergespräche stattfinden. Führungsleitlinien zu dem Thema sollten erstellt werden.

Abb. 4.5 (Fortsetzung)

	Ausprägung		Kommentar/Begründung	Handlungsbedarf		Maßnahmenpriorität			Art der Maßnahme (S-T-O-P-V)
Item	eher ja	eher nein		eher ja	eher nein	A	B	C	
3.2.3 Die Beschäftigten haben zu wenige Möglichkeiten zur Kommunikation oder Zusammenarbeit mit Führungskräften.									
3.2.4 Es besteht kein erkennbarer Zusammenhang zwischen den Arbeitsinhalten und den Zielen der Abteilung/Unternehmung.									
3.2.5 Die Führungskraft unterstützt nicht bei der Erledigung der Aufgaben.									
3.2.6 Ideen und Vorschläge der Mitarbeiter werden nicht angehört und besprochen.									

Abb. 4.5 (Fortsetzung)

Item	Beispiele/Erläuterungen	Gestaltungshinweise
3.2.3 Die Beschäftigten haben zu wenige Möglichkeiten zur Kommunikation oder Zusammenarbeit mit Führungskräften.	Einzelarbeitsplätze; Arbeitsplätze befinden sich in isolierten Räumen. Es besteht eine hohe Bindung an den Arbeitzplatz/-takt. Zu hohe Führungsspanne. Bei der Gestaltung effektiver Arbeitsbedingungen sollte den Kooperations- und Kommunikationsmöglichkeiten Beachtung geschenkt werden, da sie ein soziales Grundbedürfnis des Menschen sind. Pausenräume sollten so gestaltet sein, dass sie von mehreren Beschäftigten genutzt werden können. Ohne Kooperations- und Kommunikationsmöglichkeiten ist auch keine soziale Unterstützung bei schwierigen Entscheidungen möglich.	Abhilfe kann z. B. ein Pausenraum schaffen, der in räumlicher Nähe liegt und von mehreren Beschäftigten genutzt werden kann. Ausreichende Kommunikation kann z. B. durch kooperative Arbeitsstrukturen, Vermeidung von Einzelarbeitsplätzen und Arbeitsplätzen in isolierten Räumen erzielt werden. Prüfung, ob die Führungsspannen evtl. zu groß sind, sodass die Führungskräfte ihren Aufgaben nicht nachkommen können.
3.2.4 Es besteht kein erkennbarer Zusammenhang zwischen den Arbeitsinhalten und den Zielen der Abteilung/Unternehmung.	Die Beschäftigten können ihren Beitrag zum Prozessgelingen nicht erkennen. Die Arbeitstätigkeit ist für das Arbeitsergebnis der Abteilung/Unternehmung weder direkt noch unterstützend von großer Bedeutung. Zusammenhänge zum Gesamtergebnis sind nicht unmittelbar sichtbar. Für motiviertes und produktives Arbeiten ist es wichtig, einen Zusammenhang zwischen der eigenen Arbeit und dem „großen Ganzen" zu erkennen. Vorsehen sinnvoller Aufgaben, die eine Bedeutung für die Erfüllung der Arbeitsaufgabe der Abteilung/Unternehmung besitzen.	Zur Information helfen z. B. Teambesprechungen, Aushänge von Kennzahlen am Schwarzen Brett, Mitarbeiterzeitungen, regelmäßige Rückmeldungen durch die Führungskraft etc. Tätigkeitswechsel, Aufgabenerweiterung oder Aufgabenbereicherung vorsehen. Beitrag des Beschäftigten zum Gesamtergebnis erläutern und sichtbar machen.
3.2.5 Die Führungskraft unterstützt nicht bei der Erledigung der Aufgaben.	Die soziale Unterstützung von Führungskräften fehlt. Soziale Unterstützung durch Führungskräfte kann sich positiv auf das psychische Wohlbefinden auswirken. Generell ist ein Arbeitsklima anzustreben, das durch gegenseitige Wertschätzung und Unterstützung geprägt ist.	Es sollten regelmäßige Besprechungen/Mitarbeitergespräche stattfinden. Führungsleitlinien zu dem Thema sollten erstellt werden. Offene Kommunikation und Kooperation sollten gefördert werden. Weiterentwicklung von Führungskräften ermöglichen. Prüfung, ob die Führungsspannen evtl. zu groß sind, dass die Führungskräfte ihren Aufgaben nicht nachkommen können.
3.2.6 Ideen und Vorschläge der Mitarbeiter werden nicht angehört und besprochen.	Es ist sinnvoll, die Beschäftigten zu ermuntern, mit ihren Ideen zur Verbesserung der Prozesse beizutragen.	Offene Kommunikation und Kooperation sollten gefördert werden. Systematische Weiterentwicklung von Führungskräften ermöglichen. Im Rahmen eines KVP können die Beschäftigten ihre Ideen einbringen.

Abb. 4.5 (Fortsetzung)

	Ausprägung		Kommentar/Begründung	Handlungsbedarf		Maßnahmenpriorität			Art der Maßnahme (S-T-O-P-V)
Item	eher ja	eher nein		eher ja	eher nein	A	B	C	
4.1.1 Die Arbeitsumgebung ist unzweckmäßig gestaltet.									
4.1.2 Die Arbeitsbedingungen sind störend.									
4.1.3 Am Arbeitsplatz gibt es störende und gleichförmige Geräusche/ Schwingungen.									
4.1.4 Blendungen/schlechte Beleuchtung erschweren die Arbeit.									
4.1.5 Die Luftqualität ist unangenehm – stickig, trocken, Gerüche.									
4.1.6 Die Raumtemperatur bzw. Temperaturwechsel beeinflussen das Arbeiten negativ.									

Abb. 4.6 Checkliste 4

Item	Beispiele/Erläuterungen	Gestaltungshinweise
4.1.1 Die Arbeitsumgebung ist unzweckmäßig gestaltet.	Es müssen Zwangshaltungen eingenommen werden. Die klimatischen Bedingungen sind schlecht gestaltet, z. B. Kälte und Zugluft. Ergonomisch ungünstige Umgebungsbedingungen können die Gesundheit und Leistungsfähigkeit der Beschäftigten negativ beeinflussen.	Bezüglich der Arbeitsumgebungsbedingungen sind festgelegte Grenz- und Richtwerte sowie Gestaltungshinweise in entsprechenden Gesetzen, Normen und Richtlinien zu finden und anzuwenden.
4.1.2 Die Arbeitsbedingungen sind störend.	▪ Dunkelheit ▪ sehr heiße oder sehr kalte Temperaturen ▪ starke Zugluft ▪ Dämpfe ▪ Vibrationen Ergonomisch ungünstige Umgebungsbedingungen stellen eine vermeidbare Belastung dar, die die Gesundheit und Leistungsfähigkeit der Beschäftigten negativ beeinflussen können.	Zugluft vermeiden. Lärmquellen kapseln. PSA zur Verfügung stellen. Absaugungen installieren. Ungünstige Arbeitsumgebungsbedingungen vermeiden. Persönliche Schutzausrüstung bereithalten und regelmäßig Zustand und Vollständigkeit überprüfen. Technische Regeln für Arbeitsstätten einhalten. Arbeitswissenschaftliche Erkenntnisse beachten. Bei Hitze oder Kälte: Arbeitszeit und Pausenregelung beachten. Prüfen, ob arbeitsmedizinische Vorsorge angeboten werden muss.
4.1.3 Am Arbeitsplatz gibt es störende und gleichförmige Geräusche/Schwingungen.	Gleichförmige Geräusche wirken einschläfernd und können die Aufmerksamkeit reduzieren.	Reduktion von Lärm und einförmiger Stimulation. Berücksichtigung arbeitswissenschaftlicher Erkenntnisse und technischer Regeln für Arbeitsstätten. Technische Gefährdungsbeurteilung prüfen.
4.1.4 Blendungen/schlechte Beleuchtung erschweren die Arbeit.	Die Arbeitsgegenstände können nicht richtig erkannt werden. Es gibt Blendung auf dem Monitor. Die Beleuchtung muss der Tätigkeit angemessen sein. Es kann sonst zu Unfällen, Fehlern und Leistungsmängeln kommen.	Berücksichtigung arbeitswissenschaftlicher Erkenntnisse und technischer Regeln für Arbeitsstätten. Technische Gefährdungsbeurteilung prüfen.
4.1.5 Die Luftqualität ist unangenehm – stickig, trocken, Gerüche.	Gerüche z. B. von Lösungsmitteln, organischen Verbindungen.	Berücksichtigung arbeitswissenschaftlicher Erkenntnisse und technischer Regeln für Arbeitsstätten.
4.1.6 Die Raumtemperatur bzw. Temperaturwechsel beeinflussen das Arbeiten negativ.	Klimageräte sind nicht korrekt eingestellt. Sonnenblenden nicht vorhanden oder defekt. Es finden Arbeiten bei geöffneten Toren statt.	Berücksichtigung arbeitswissenschaftlicher Erkenntnisse und technischer Regeln für Arbeitsstätten.

Abb. 4.6 (Fortsetzung)

	Ausprägung		Kommentar	Handlungsbedarf		Maßnahmenpriorität			Art der Maßnahme (S-T-O-P-V)
Item	eher ja	eher nein		eher ja	eher nein	A	B	C	
4.2.1 Bei der Arbeit werden für die Arbeitsausführung erforderliche Zwangshaltungen über einen längeren Zeitraum eingenommen.									
4.3.1 Die Enge im Raum/am Arbeitsplatz behindert die Bewegungsfreiheit.									
4.3.2 Es fehlt Platz, um Unterlagen und Arbeitsmittel unterzubringen.									
4.4.1 Die zur Verfügung gestellten Arbeits - und Betriebsmittel sind für Arbeitsfortschritt und -qualität unzweckmäßig.									
4.4.2 Die zur Verfügung gestellten Arbeits - und Betriebsmittel sind nicht in einem ausreichend funktionstüchtigen Zustand.									

Abb. 4.6 (Fortsetzung)

Item	Beispiele/Erläuterung	Gestaltungshinweise
4.2.1 Bei der Arbeit werden für die Arbeitsausführung erforderliche Zwangshaltungen über einen längeren Zeitraum eingenommen.	Der Arbeitsplatz erfordert häufiges Arbeiten über Kopf, mit verdrehtem Oberkörper oder in gebückter Haltung. Die häufige oder dauerhafte Einnahme von Zwangshaltungen kann zu erheblichen zeitlich befristeten oder aber dauerhaften Beeinträchtigungen der Gesundheit führen. Zwangshaltungen sind als ergonomisch ungünstig einzustufen, wobei Zwangshaltungen durch Belastungswechsel ausgeglichen werden können. Sitzen ist grundsätzlich keine Zwangshaltung	Ergonomische Arbeitsplatzgestaltung gewährleisten sowie Hilfs- und Arbeitsmittel vorsehen.
4.3.1 Die Enge im Raum/am Arbeitsplatz behindert die Bewegungsfreiheit.	Arbeitsmittel müssen gut erreichbar sein, um Zwangshaltungen zu vermeiden und ermüdungsarmes Arbeiten zu ermöglichen.	Umgestaltung des Arbeitsplatzes unter Berücksichtigung arbeitswissenschaftlicher Erkenntnisse.
4.3.2 Es fehlt Platz, um Unterlagen und Arbeitsmittel unterzubringen.	Die Informationen, die die Beschäftigten zur Erledigung ihrer Arbeit benötigen, sollten unmittelbar am Arbeitsplatz verfügbar sein.	Umgestaltung des Arbeitsplatzes unter Berücksichtigung arbeitswissenschaftlicher Erkenntnisse.
4.4.1 Die zur Verfügung gestellten Arbeits- und Betriebsmittel sind für Arbeitsfortschritt und -qualität unzweckmäßig.	Schlecht gestaltete Arbeitsmittel erschweren die Arbeit. Zur Verfügung stehende Arbeits- und Betriebsmittel erfüllen nicht oder nur unzureichend ihre Aufgabe. Arbeitsmittel, Anzeigen oder Hilfsmittel unterstützen nicht die Tätigkeit und führen z. B. zu Zwangshaltungen oder ungünstigen Bewegungsabläufen. Anzeigen und Stellteile sind ungünstig platziert. Ergonomisch ungünstig gestaltete oder angeordnete Arbeitsmittel können die Gesundheit und Leistungsfähigkeit der Beschäftigten sowie die Qualität des Arbeitsergebnisses negativ beeinflussen.	Regelmäßige Kontrolle der verwendeten Anzeigen, Arbeits- und Hilfsmittel hinsichtlich ergonomischer Gestaltung überprüfen.
4.4.2 Die zur Verfügung gestellten Arbeits- und Betriebsmittel sind nicht in einem ausreichend funktionstüchtigen Zustand.	Arbeits- und Betriebsmittel sind defekt oder stark verschmutzt. Bedienteile an Maschinen oder Anlagen sind defekt. Nicht ausreichend funktionstüchtige Betriebsmittel können zum einen die Ausführung der Arbeitsaufgabe erschweren oder sogar die Qualität des Arbeitsergebnisses beeinflussen und zum anderen die Gesundheit und Leistungsfähigkeit der beschäftigten negativ beeinflussen.	Regelmäßige Kontrolle der verwendeten Arbeitsmittel. Kontakt mit Hersteller oder Konstrukteur aufnehmen und Mängel beseitigen.

Abb. 4.6 (Fortsetzung)

	Ausprägung		Kommentar/Begründung	Handlungsbedarf		Maßnahmenpriorität			Art der Maßnahme (S-T-O-P-V)
Item	eher ja	eher nein		eher ja	eher nein	A	B	C	
5.1 Es besteht eine Pflicht zur hohen räumlichen Mobilität.									
5.2 Die zur Verfügung gestellten mobilen Geräte/die technische Infrastruktur entsprechen nicht den Anforderungen für die tägliche Arbeit.									
5.3 Es gibt keine einheitlichen Regeln für den Umgang mit E-Mails und Anrufen nach Feierabend und am Wochenende.									

Abb. 4.7 Checkliste 5

Item	Beispiele/Erläuterungen	Gestaltungshinweise
5.1 Es besteht eine Pflicht zur hohen räumlichen Mobilität.	Es sind regelmäßige Tätigkeiten außerhalb des Betriebsgeländes erforderlich (z. B. im Ausland, Kundenbesuche).	Die Einhaltung der im Arbeitszeitgesetz vorgegebenen Grenzen der Höchstarbeitszeit, Pausenregelungen sowie Ruhezeiten müssen gewährleistet sein. Während der Abwesenheit können z. B. Vertreterregelungen vor Ort helfen. Für die Reisetätigkeit selbst sollten möglichst direkte Zug und Flugverbindungen gewählt werden. Bei Dienstreisen im Pkw sollten regelmäßige Pausen eingelegt werden. Dienstreisen, besonders ins Ausland, sollten vorhersehbar und planbar sein. Termine an verschiedenen Orten sollten zeitlich nicht zu eng aufeinanderfolgen.
5.2 Die zur Verfügung gestellten mobilen Geräte/die technische Infrastruktur entsprechen nicht den Anforderungen für die tägliche Arbeit.	Veraltete, verlangsamte Technik erschwert das mobile Arbeiten und die Kommunikation.	Die erforderliche technische Infrastruktur sollte vorhanden und funktionsfähig sein bzw. angeschafft werden. Wenn nötig, müssen Schulungen für die Nutzung der neuen Geräte durchgeführt werden.
5.3 Es gibt keine einheitlichen Regeln für den Umgang mit E Mails und Anrufen nach Feierabend und am Wochenende.	Es ist nicht klar festgelegt, wann arbeitsbezogene Erreichbarkeit notwendig ist. Als ungünstig kann es sich z. B. erweisen, wenn es nicht gelingt, Arbeit und Privatleben voneinander abzugrenzen.	Betriebsspezifische Lösungen unter Beteiligung der betroffenen Beschäftigten sind anzustreben. Klare Regeln, die offen kommuniziert werden, helfen.

Abb. 4.7 (Fortsetzung)

Wie oben angeführt ist zunächst zu beurteilen, ob die Aussage in einem Item zutrifft oder nicht. Die Aussagen sind so formuliert, dass die Beantwortung mit „trifft eher zu“ eine eher ungünstige Ausprägung beinhaltet.

Im nächsten Schritt soll beurteilt werden, ob zu den jeweiligen Items Maßnahmen des Arbeitsschutzes erforderlich sind oder nicht. Da es im Bereich der psychischen Belastung keine Grenzwerte gibt, ist das eine Entscheidung, die auch von den betrieblichen Rahmenbedingungen abhängt. Bei der Entscheidungsfindung können die Beschreibungen der Handlungsfelder in Kap. 3 sowie die Erklärungen zu den einzelnen Beanspruchungsfolgen helfen.

Der Anwender kann auch die Priorität von Maßnahmen festlegen.

Beispiele für mögliche Maßnahmen finden sich bei den Erklärungen. Sinnvollerweise ist zu prüfen, ob und welche davon zu den betrieblichen Rahmenbedingungen passen, und ob diese umsetzbar sind. Die Gestaltungshinweise orientieren sich an DIN EN ISO 10075-2 sowie an Vorschlägen der Unfallversicherungsträger und der BAuA.

Die Items sind den in Kap. 3 beschriebenen Merkmalsbereichen mit den jeweiligen Kategorien zugeordnet (vgl. Tab. 4.1 zur Übersicht) und entsprechend nummeriert. Eine einfache Form der Checkliste findet sich in Kap. 5.

Tab. 4.1 Merkmalsbereiche in der Übersicht

Merkmalsbereiche	Kategorien
1 Arbeitsinhalt/Arbeitsaufgabe	1.1 Vollständigkeit der Aufgabe
	1.2 Handlungsspielraum
	1.3 Variabilität
	1.4 Information/ Informationsangebot
	1.5 Verantwortung
	1.6 Qualifikation
	1.7 emotionale Inanspruchnahme
2 Arbeitsorganisation	2.1 Arbeitszeit
	2.2 Arbeitsablauf
	2.3 Kommunikation/Kooperation
3 soziale Beziehungen	3.1 Kolleginnen/Kollegen
	3.2 Vorgesetzte
4 Arbeitsumgebung	4.1 physikalische und chemische Faktoren
	4.2 physische Faktoren
	4.3 Arbeitsplatz- und Informationsgestaltung
	4.4 Arbeitsmittel
5 neue Arbeitsformen	5.1 räumliche Mobilität

5 Checklisten und Dokumentationshilfen

Stephan Sandrock und Catharina Stahn

Dieses Kapitel enthält Checklisten und Dokumentationshilfen (Abb. 5.1 Abb. 5.2 Abb. 5.3 Abb. 5.4 Abb. 5.4.)

S. Sandrock (✉) · C. Stahn
Institut für angewandte Arbeitswissenschaft e. V.
Düsseldorf, Deutschland
e-mail: s.sandrock@ifaa-mail.de; c.stahn@ifaa-mail.de

Institut für angewandte Arbeitswissenschaft e. V. (ifaa) (Hrsg.), *KPB – Kompaktverfahren Psychische Belastung*, ifaa-Edition,
https://doi.org/10.1007/978-3-662-54898-1_5

Firma:	Erfassung der Arbeitsorganisation	Nr.:

Abteilung:
Kostenstelle:

Arbeitsbereich:	Arbeitsbereich:	Arbeitsbereich:
verantwortlich:	verantwortlich:	verantwortlich:
Tätigkeiten:	Tätigkeiten:	Tätigkeiten:

Bemerkungen: ______________________

Datum: ____________ Bearbeiter: ____________

Datum: ____________ Unternehmer bzw. Bevollmächtigter: ____________

Abb. 5.1 Organigramm zur Festlegung von Arbeitsbereichen

Indikatoren		Abteilung/Arbeitsbereich					
		A 1	A 2	A 3	A 4	A 5	A 6
Fehlzeiten/ Gesundheit	Krankenstand						
	Unfallzahlen						
	Beinaheunfälle						
	Fluktuation						
Qualität	Reklamationen						
	Ausschuss						
Prozesse	Terminabweichungen						
	Leistungsschwankungen						
	unklare Informationen						
	Prozessstörungen						
Betriebsklima	Gewalt						
	Konflikte						
	Beschwerden						
sonstige	Mitarbeiterbefragung						

Abb. 5.2 Indikatortabelle

1) Name(n) des/der Beurteilers/Beurteiler:

2) Firma:

3) Datum der Beurteilung: **Dauer der Beurteilung:**

Von ______ Uhr bis ______ Uhr

4) Arbeitsplatzbeschreibung: Arbeitstätigkeit

a) Tätigkeitsbezeichnung:

b) Tätigkeitsbereich/Tätigkeitsklasse
- ☐ Dienstleistungen
- ☐ Finanz- und Rechnungswesen
- ☐ Forschung und Entwicklung
- ☐ Informationsverarbeitung und Organisation
- ☐ Materialwesen
- ☐ Personalwesen
- ☐ Produktion
- ☐ Vertrieb

c) Die Tätigkeit ist
- ☐ überwiegend körperlich
- ☐ überwiegend geistig
- ☐ körperlich und geistig

d) Tätigkeitskurzbeschreibung (Nennen Sie bitte die Hauptaufgaben der Tätigkeit):

______

______

______

______

e) Arbeitszeit

Die tariflich vereinbarte wöchentliche Arbeitszeit beträgt ______ Stunden.
Die regelmäßige wöchentliche Arbeitszeit beträgt ______ Stunden.

Es liegt Schichtarbeit vor: wenn ja, welche? ☐ ja ☐ nein

Dauer und Lage der Schicht ______
- ☐ 1-Schicht
- ☐ 2-Schicht
- ☐ 3-Schicht
- ☐ Wechselschicht
- ☐ Spät-/Nachtschicht

f) Der Arbeitsort, an dem die Tätigkeit ausgeführt wird,
- ☐ ist überwiegend fest
- ☐ wechselt ständig

g) Die Tätigkeit wird überwiegend ausgeführt als
- ☐ Einzelarbeit
- ☐ Gruppen-/Teamarbeit
- ☐ Einzel- und Gruppenarbeit
- ☐ ______

Abb. 5.3 Vorlage zur Dokumentation der Gefährdungsbeurteilung; Seite 1, Seite 2

h) Hohe bis sehr hohe Belastungen aus der Arbeitsumgebung

- ☐ Hitze
- ☐ Kälte
- ☐ Lärm
- ☐ Gase, Stäube, Dämpfe
- ☐ Blendung
- ☐ schlechte Beleuchtung
- ☐ Zugluft
- ☐ Weitere: ____________________

5) Beschreibung des Messablaufs:

Der Arbeitsplatz wurde über die Dauer von __________ Minuten beobachtet/Interview wurde geführt und mit Hilfe der KPB-Checklisten beurteilt.

6) Bemerkungen:

____

____

____

7) Besonderheiten während der Beurteilung:

____

____

____

8) Interpretation der Ergebnisse:

____

____

____

9) Schlussfolgerungen und geplante Maßnahmen:

____

____

____

____

Ort, Datum Unterzeichner

Abb. 5.3 (Fortsetzung)

Mustervorlage Gefährdungsbeurteilung

Firmenlogo

Arbeitsbereich: ____________________ Beschäftigte/Beschäftigter: ____________________

Tätigkeitsbereich: ____________________ Datum: ____________________

Nr.	Gefährdungen/ Belastungen	Handlungsbedarf		Maßnahmen	Durchführung			Überprüfung
		ja	nein	(Substitution, technisch, organisatorisch, personenbezogen, verhaltensbezogen)	wer	bis wann	durchgeführt am	Wirksamkeit überprüft durch/am
		☐	☐					
		☐	☐					
		☐	☐					
		☐	☐					
		☐	☐					
		☐	☐					
		☐	☐					
		☐	☐					
		☐	☐					
		☐	☐					
		☐	☐					
		☐	☐					
		☐	☐					

Abb. 5.4 Vorlage Maßnahmenplan

	eher ja	eher nein
1.1.1 Die Arbeit der Stelleninhaber beschränkt sich auf ausführende Tätigkeiten.		
1.1.2 Die Arbeit enthält höchstens zwei der Elemente »Planung« – »Ausführung« – »Kontrolle« – »Rückmeldung«.		
1.1.3 Die Arbeit beschränkt sich fast ausschließlich auf das dauerhafte Überwachen von Prozessen.		
1.1.4 Die Tätigkeit besteht nur aus Teilaufgaben.		
1.1.5 Die Tätigkeit beinhaltet keine Aufgaben, die von Beginn bis Ende mit einem erkennbaren Ergebnis ausgeführt werden.		
1.2.1 Das Arbeitstempo kann von den Beschäftigten nicht beeinflusst werden.		
1.2.2 Der Ablauf der Arbeit kann vom Beschäftigten nicht beeinflusst werden.		
1.2.3 Es bestehen feste Vorgaben zur Ausführung der Tätigkeit, die keine anderen Möglichkeiten zur Arbeitsausführung zulassen.		
1.2.4 Die Arbeitsaufgabe beinhaltet in der Regel keine Entscheidungen, die die Arbeitsausführung oder die Arbeitsergebnisse beeinflussen.		
1.2.5 Die zur Verfügung stehende Arbeitszeit ist für das Arbeitspensum nicht ausreichend.		
1.3.1 Die Arbeit besteht überwiegend aus einförmigen Verrichtungen.		
1.3.2 Die zu überwachenden Signale sind einförmig und rhythmisch.		
1.4.1 Die Beschäftigten müssen häufig Entscheidungen ohne ausreichende Sachinformation treffen.		
1.4.2 Die rechtzeitige Beschaffung notwendiger Informationen bei Entscheidungen ist häufig nicht möglich.		
1.4.3 Die Informationsaufnahme am Arbeitsplatz ist erschwert.		

Abb. 5.5 Checkliste in einfacher Form

1.4.4 Es gibt keine ausreichenden Rückmeldungen über Arbeitsabläufe bzw. Arbeitsergebnisse (durch technische Einrichtungen).		
1.4.5 Die Beschäftigten können anhand des Arbeitsergebnisses den Erfolg, d. h. die Qualität bzw. Quantität, ihrer Arbeit nicht erkennen.		
1.4.6 Die Beschäftigten erhalten zu wenige Informationen zu wichtigen Entwicklungen, die ihre Abteilung oder das Unternehmen betreffen.		
1.5.1 Die Beschäftigten haben eine hohe Verantwortung für Personen.		
1.5.2 Die Beschäftigten haben eine hohe Verantwortung für Sachwerte.		
1.5.3 Die Beschäftigten wissen nicht, was von ihnen erwartet wird.		
1.6.1 Die Qualifikation der Beschäftigten ist der Tätigkeit nicht angemessen.		
1.6.2 Die Beschäftigten sind nicht ausreichend in die Tätigkeit eingewiesen bzw. eingearbeitet worden.		
1.6.3 Wenn Änderungen in der Tätigkeit erforderlich sind, wird nicht ausreichend Möglichkeit zur Weiterbildung gegeben.		
1.7.1 Die Tätigkeit erfordert das ständige Eingehen auf die Bedürfnisse anderer Menschen (z. B. Kunden, Mitarbeiter).		
1.7.2 Die Tätigkeit erfordert das ständige Zeigen geforderter Emotionen (Gefühle), unabhängig vom eigenen Empfinden.		
1.7.3 Gewaltandrohung durch andere Personen (Kunden, Patienten) kommt vor.		
2.1.1 Es herrschen lange Arbeitszeiten vor (über 8 Stunden).		
2.1.2 Es liegen wechselnde Arbeitszeiten vor.		
2.1.3 Es fallen umfangreiche Überstunden an.		

Abb. 5.5 (Fortsetzung)

2.1.4 Die Arbeit erfolgt auf Abruf.		
2.1.5 Die Beschäftigten haben Rufbereitschaft.		
2.1.6 Die Beschäftigten haben keinen Einfluss auf die Gestaltung der Arbeitszeit.		
2.1.7 Die Beschäftigten können ihre Pausen nicht ohne Störungen durch die Arbeit einnehmen.		
2.1.8 Die Pausenzeiten sind an feste Zeiten gebunden bzw. können nicht frei gestaltet werden.		
2.1.9 Schichtveränderungen kommen sehr häufig vor.		
2.1.10 Die Schichtarbeit ist nicht nach ergonomisch günstigen Kriterien gestaltet.		
2.2.1 Wichtige Entscheidungen sind häufig unter Zeitdruck zu treffen.		
2.2.2 Die Durchführung der Tätigkeit erfolgt unter Zeitdruck.		
2.2.3 Bei der Arbeit treten Störungen (z. B. durch technische Probleme, Telefonate, Kollegen/Führungskräfte) auf, die den Arbeitsablauf unterbrechen.		
2.2.4 Die Beschäftigten haben keine Möglichkeit, sich bei Bedarf kurzzeitig vom Arbeitsplatz zu entfernen.		
2.2.5 Die Arbeit ist zwangsgetaktet und lässt keine zeitlichen Freiheitsgrade für den Beschäftigten zu.		
2.2.6 Die Arbeitsprozesse sind ungenügend strukturiert und erfordern daher unnötigen Aufwand.		
2.2.7 Die Arbeitsprozesse sind nicht transparent bzw. nicht bekannt.		
2.3.1 In unerwarteten Situationen oder bei schwierigen Entscheidungen haben die Beschäftigten keine Gelegenheit, sich unmittelbar/ kurzfristig mit Kollegen zu beraten.		

Abb. 5.5 (Fortsetzung)

2.3.2 Es existieren gegenläufige Anforderungen der Arbeitsaufgabe (z. B. Konflikte zwischen Termineinhaltung und Qualität), die von den Beschäftigten nicht in Einklang zu bringen sind.		
2.3.3 Die Arbeit ist kooperationslos und auch bei Arbeitsunterbrechungen, z. B. in Pausen, besteht in der Regel nicht die Möglichkeit, sich mit Kollegen/Führungskräften zu unterhalten.		
2.3.4 Die Beschäftigten arbeiten überwiegend alleine und können sich bei Bedarf nicht mit Führungskräften und anderen Mitarbeitern über die Arbeit austauschen.		
2.3.5 Die Zusammenarbeit zwischen den unterschiedlichen Teams/Abteilungen im Hause erfolgt nicht wie vorgesehen (Informationsflüsse, Verständigung).		
2.3.6 Die Kommunikation ist durch unzureichende Sprachkenntnisse der Gesprächspartner deutlich erschwert.		
3.1.1 Es gibt häufig Spannungen am Arbeitsplatz.		
3.1.2 Die Beschäftigten unterstützen sich nicht gegenseitig bei Problemen oder Schwierigkeiten.		
3.1.3 Es gibt häufig Konflikte am Arbeitsplatz.		
3.2.1 In unerwarteten Situationen oder bei schwierigen Entscheidungen haben die Beschäftigten keine Gelegenheit, sich unmittelbar/kurzfristig mit Führungskräften zu beraten.		
3.2.2 Es gibt keine ausreichenden Rückmeldungen über Arbeitsabläufe und -ergebnisse durch die Führungskraft.		
3.2.3 Die Beschäftigten haben zu wenige Möglichkeiten zur Kommunikation oder Zusammenarbeit mit Führungskräften.		
3.2.4 Es besteht kein erkennbarer Zusammenhang zwischen den Arbeitsinhalten und den Zielen der Abteilung/Unternehmung.		
3.2.5 Die Führungskraft unterstützt nicht bei der Erledigung der Aufgaben.		
3.2.6 Ideen und Vorschläge der Mitarbeiter werden nicht angehört und besprochen.		

Abb. 5.5 (Fortsetzung)

4.1.1 Die Arbeitsumgebung ist unzweckmäßig gestaltet.		
4.1.2 Die Arbeitsbedingungen sind störend.		
4.1.3 Am Arbeitsplatz gibt es störende und gleichförmige Geräusche/ Schwingungen.		
4.1.4 Blendungen/schlechte Beleuchtung erschweren die Arbeit.		
4.1.5 Die Luftqualität ist unangenehm – stickig, trocken, Gerüche.		
4.1.6 Die Raumtemperatur bzw. Temperaturwechsel beeinflussen das Arbeiten negativ.		
4.2.1 Bei der Arbeit werden für die Arbeitsausführung erforderliche Zwangshaltungen über einen längeren Zeitraum eingenommen.		
4.3.1 Die Enge im Raum/am Arbeitsplatz behindert die Bewegungsfreiheit.		
4.3.2 Es fehlt Platz, um Unterlagen und Arbeitsmittel unterzubringen.		
4.4.1 Die zur Verfügung gestellten Arbeits- und Betriebsmittel sind für Arbeitsfortschritt und -qualität unzweckmäßig.		
4.4.2 Die zur Verfügung gestellten Arbeits- und Betriebsmittel sind nicht in einem ausreichend funktionstüchtigen Zustand.		
5.1 Es besteht eine Pflicht zur hohen räumlichen Mobilität.		
5.2 Die zur Verfügung gestellten mobilen Geräte/die technische Infrastruktur entsprechen nicht den Anforderungen für die tägliche Arbeit.		
5.3 Es gibt keine einheitlichen Regeln für den Umgang mit E-Mails und Anrufen nach Feierabend und am Wochenende.		

Abb. 5.5 (Fortsetzung)

Weiterführende Links/Informationen

Informationen rund um das Thema psychische Belastung finden sich z. B. im Internetportal der Gemeinsamen Deutschen Arbeitsschutzstrategie (GDA, www.gda-psyche.de). Auch die Berufsgenossenschaften wie die BGHM (www.bghm.de), die BGETEM (www.bgetem.de) sowie die Verwaltungsberufsgenossenschaft (www.vbg.de) bieten Unterstützung an. Bei Fragen zur Anwendung und zu betrieblichen Mitwirkungsrechten des Betriebsrats können sich Unternehmen auch an den regionalen Arbeitgeberverband richten.

Allgemeine Informationen zur Vorgehensweise der Gefährdungsbeurteilung finden sich z. B. unter www.gefaehrdungsbeurteilung.de, einem Portal der BAuA (www.baua.de). Die BAuA stellt auch die gültigen Arbeitsstättenregeln (ASR) zur Verfügung. Diese sollten bei der Gestaltung von Arbeitssystemen genutzt werden.

Institut für angewandte Arbeitswissenschaft e. V. (ifaa) (Hrsg.), *KPB – Kompaktverfahren Psychische Belastung*, ifaa-Edition,
https://doi.org/10.1007/978-3-662-54898-1

Literatur

Beck D, Morschhäuser M, Richter, G (2014) Durchführung der Gefährdungsbeurteilung psychischer Belastung. In: Bundesanstalt für Arbeitsschutz und Arbeitsmedizin (Hrsg) 2014, Gefährdungsbeurteilung psychischer Belastung. Erfahrungen und Empfehlungen. Erich Schmidt Verlag, Berlin, S 45–130

Bundesanstalt für Arbeitsschutz und Arbeitsmedizin (Hrsg) (2014) Gefährdungsbeurteilung psychischer Belastung. Erfahrungen und Empfehlungen. Erich Schmidt Verlag, Berlin

DIN EN ISO 10075-1, Dezember 2015 (Entwurf) (2015) Ergonomische Grundlagen bezüglich psychischer Arbeitsbelastung – Teil 1: Allgemeines und Begriffe

DIN EN ISO 10075-2, Juni 2000 (2000) Ergonomische Grundlagen bezüglich psychischer Arbeitsbelastung- Teil 2: Gestaltungsgrundsätze

DIN SPEC 33418, März 2014 (2014) Ergonomische Grundlagen bezüglich psychischer Arbeitsbelastung - Ergänzende Begriffe und Erläuterungen zu DIN EN ISO 10075-1:2000-11

Dörich J (2013) stradewari – Reflexion der Situation und der entwickelten Handlungsansätze für die Rationalisierung im demografischen Wandel. In: Hentrich J, Latniak E (Hrsg) Rationalisierungsstrategien im demografischen Wandel. Springer Gabler, Wiesbaden, S 295–299

Gemeinsame Deutsche Arbeitsschutzstrategie (2016) http://www.gda-psyche.de/DE/Home/home_node.html. Zugegriffen: 30. März 2017

Greif S (1991) Streß in der Arbeit. Einführung und Grundbegriffe. In: Greif S, Bamberg E, Semmer N (Hrsg) Psychischer Streß am Arbeitsplatz. Hogrefe, Göttingen, S 1–28

Hacker W (1986) Psychische Regulation von Arbeitstätigkeiten. Huber, Bern

ifaa (Hrsg) (2014) KPB – Kurzverfahren Psychische Belastung. Dr. Curt Haefner-Verlag, Heidelberg

Lennings F, ifaa (Hrsg) (2008) Abläufe verbessern – Betriebserfolge garantieren. Wirtschaftsverlag Bachem, Köln

Nachreiner F (2008) Erfassung psychischer Belastung und Rückwirkung auf die Arbeitsgestaltung – Grenzen der Aussagekraft subjektiver Belastungsanalysen. angewandte Arbeitswissenschaft 198:34–55

Rohmert, W (1984) Das Belastungs-Beanspruchungs-Konzept. Zeitschrift für Arbeitswissenschaft 38:193–200

Rohmert W, Rutenfranz J (1975) Arbeitswissenschaftliche Beurteilung der Belastung und Beanspruchung an unterschiedlichen industriellen Arbeitsplätzen. BMAS, Bonn

Sandrock S (2017) Weiterentwicklung des KPB zur Gefährdungsbeurteilung psychischer Belastung. In: Gesellschaft für Arbeitswissenschaft (Hrsg) Soziotechnische Gestaltung des digitalen Wandels – kreativ, innovativ, sinnhaft. 63. Kongress der Gesellschaft für Arbeitswissenschaft, GfA-Press, Dortmund, Beitrag A 1.8

Sandrock S, Stowasser S (2014) Psychosoziale Arbeitsbelastung und Erkrankungsrisiken. Wie kann von Befragungen auf Arbeitsbedingungen und deren Gestaltung geschlossen werden? In: Landesinstitut für Arbeitsgestaltung des Landes Nordrhein-Westfalen (Hrsg) Erkrankungsrisiken durch arbeitsbedingte psychische Belastung. transfer 4, S 178–193

Ulich E (2005). Arbeitspsychologie. Schäffer-Poeschel, Stuttgart

Institut für angewandte Arbeitswissenschaft e. V. (ifaa) (Hrsg.), *KPB – Kompaktverfahren Psychische Belastung*, ifaa-Edition,
https://doi.org/10.1007/978-3-662-54898-1

Printed in the United States
By Bookmasters